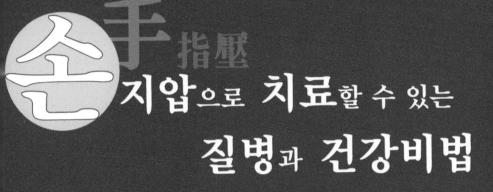

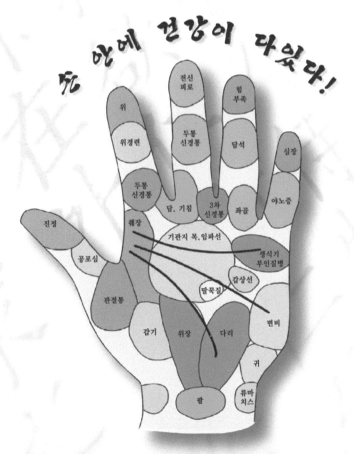

증상에 따라 누구나 쉽게 할 수 있는

신통 神通 한

손 手 지압

증상에 따라 누구나 쉽게 할 수 있는 신통한 손 지압

신통神通한

손지압

증상에 따라 누구나 쉽게 할 수 있는 간단한 신통한 손지압법

손만 보면 알 수 있는 질병 진단법

손의 피로 풀어주는 손 마사지

① 양쪽 손으로 상대방의 손을 잡는다. 엄지손가락이 손
등에 오도록 하고, 손 전체를 힘을 주어 꼭꼭 주무른다.
손가락을 하나씩 잡고 비틀어준다.

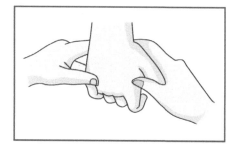

② 손바닥을 돌려 잡고 엄지손톱으로 손가락 끝에서부터 손목까지 꾹꾹 눌러준다.

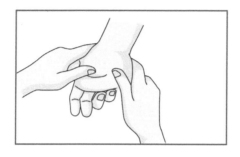

③ 손바닥 전체로 상대방의 손바닥을 문질러준다.

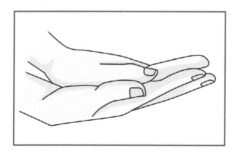

④ 상대방과 손가락을 끼고 손목을 움직인다.

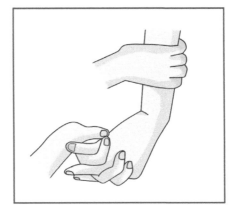

증상에 따라 누구나 쉽게 할 수 있는

신통 神通 한

손 手 지압

손 지압 마사지 방법

지금부터 현대인이 걸리기 쉬운 질병 37가지를 손바닥 자극으로 예방과 치료법을 나열하겠다. 특히 자극의 강약에 따라 효과가 다르기 때문에 강, 약, 완의 세 가지로 나누었다.

강자극

짧은 시간에 심하게 통증을 느낄 때까지 자극하는 방법이다. 즉 손가락으로 압력을 가할 때에는 꼬집거나 세게 때린다고 이해하면 된다.

완자극

자극과 자극과의 사이를 길게 하고 차분히 시간을 늘려서 하는 방법이다. 즉 하나를 자극함에 있어서 성급하지 말고 끈기 있게 해야 한다.

■ 약자극

시간을 가지고 적당하게 자극을 가하는 방법이다. 즉 자극을 느끼느냐 안 느끼느냐 하는 경계를 말한다. 손가락을 사용해서 자극할 때는 부드럽게 눌러서 주물러야 한다.

건강한 손이란 ?

* 손가락을 굽히고 펴는데 자연스럽고 부드러워야 한다.
* 손목과 손가락의 관절이 부어오르거나 염증이 없어야 한다.
* 물건을 잡거나 쥘 때 힘 있게 잡을 수 있는 근력이 좋아야 한다.
* 손목을 자유자재로 돌릴 수 있는 회전운동에 불편이 없어야 한다.,
* 손 바닥이나 손가락이 옅은 홍조를 띠어야 한다.
* 손등 색은 손바닥에 비해 약간 옅은 갈색이어야 한다.
* 손의 피부에 염증이나 상처, 부종이 없는 손이어야 한다.
* 손톱에 세로줄 무늬가 없고, 각 손톱마다 반달무늬가 약간 나타나는 손.
* 손톱이 잘 부러지거나 뒤로 젖혀지거나 색이 검거나 창백한 손톱은
  질병이 있다.
* 손바닥과 각 손가락의 끝의 지문이 선명한 손이 좋다.
* 손가락을 뒤로 젖힐 때 활처럼 고르게 휘어지고 탄력있게 잘 젖혀지는
  손은 건강하다.
* 손이 뒤로 잘 젖힐수록 신체도 유연하고 건강하다.
* 손가락의 길이가 전체적으로 균형을 이루는 손이 좋다.
* 어느 한 손가락이 지나치게 짧거나 휘어 있는 것도 건강한 손은 아니다.
* 무엇보다도 손은 따스하고 포송포송하며 굳은살이 없이 부드러운 손이
  건강하다.

손바닥을 보면 건강을 알 수가 있다.

신통 神通 한

손 手 지압

손바닥에 내장이 다 있다.

손바닥은 내장의 바로미터로 손바닥을 보면 사람의 몸에 이상이 생겼다는 것을 간단하게 알 수가 있다. 그곳을 자극하면 내장이 자극을 받아 활발하게 활동을 하게 되면서 건강을 되찾을 수가 있는 것이다. 따라서 손바닥과 몸의 연관에 대해서 알아두면 누구나 쉽게 활용할 수 있다.

즉 동양의학에서 손바닥은 체내의 상황을 확실하게 나타내고 있기 때문에 발바닥과 함께 매우 중요하게 다룬다. 발바닥 역시 '제2의 심장'으로 불릴 만큼 신체에 있어서 몹시 중요한 부위로 취급된다.

또한 손바닥은 뇌와 연결되어 있기 때문에 신경계를 통해 체내기관을 조정하고 있다. 한마디로 뇌(손바닥)와 심장(발바닥)이 사이좋게 조화를 이루어야만 건강한 생활이 가능하다.

내장이 나쁜 경우 손바닥으로 알 수가 있다.

내장에 이상이 생기면 손바닥에서 가장 먼저 감지된다. 예를 들면 손작업을 하고 있을 때 어떤 특별한 이유 없이 손가락의 움직임이 둔해진다면 그것은 내장으로부터의 이상이 생겼다는 신호인 것이다. 이처럼 '미리 진단할 수 있는 효과'는 손바닥 건강법에서 가장 중요한 것이다.

어느 날 거물급의 정치가를 진찰한 적이 있다. 먼저 그의 손바닥을 보았는데 정말 엉망이었다. 손바닥엔 목 위만 살아 있고 내장은 제 기능을 하지 못하고 거의 죽어있는 상태로 나타났다. 그러나 본인은 이것을 알지 못하고 있었다. 이것을 그대로 방치해두면 멀지 않아 내장의 기능장애가 나타나면서 목숨까지 위태로울 것으로 판단되었다.

손바닥은 제2의 뇌이다.

 손바닥에는 수많은 신경이 집중되어 있는데, 이것은 뇌에 정보를 보내는 척후병역할을 맡고 있다. 더구나 손가락 끝에는 신경 외에 경락도 있다. 즉 손가락 끝은 내장의 정보를 경락과 신경을 통해서 뇌에 전달한다. 이밖에 손바닥의 경혈이나 조운 역시 뇌에 전달한다.

 뇌에서는 이 정보를 토대로 내장의 이상 유무를 파악해 그곳에 알맞게 에너지(=혈액)를 보낸다.

손 지압 방법

위의 자극법은 손가락뿐 아니라 이쑤시개나 머리핀을 사
용한 자극과 담배뜸질을 할 경우에도 응용할 수가 있다.
경락자극의 특징은 실행방법이 간단하고 시작한 직후부터
효과가 나타난다는 것이다.

누구나 할 수 있는 손가락 자극요법은 손끝으로 누르고
문지르기, 이쑤시개를 묶어서 자극하기, 볼펜 끝으로 자
극하기, 담뱃불로 자극하기 등이다.

손지압의 기본 혈

(1) 대장경(大腸經)

검지에 있는 정혈 상양(商陽)이 출발점이다.

증상

이곳은 대장의 기능을 컨트롤하는 경락인데, 소화불량이
나 이와 비슷한 증후가 있으면 검지에 통증이 있다.

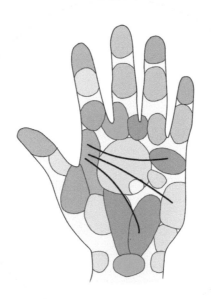

손지압의 기본 혈

(2) 삼초경(三焦經)

약지를 지나 손톱 밑뿌리에 있는 정혈 관충(關衝)이 출발
점이다.

이곳은 임파 순환이나 호르몬의 기능을 컨트롤하고 있
다. 즉 내장 전체기능의 균형을 잘 조절하는 것이 바로 삼
초경의 임무다. 예를 들면 삼초경에 이상이 생겨 체온조절
기능이 잘 이뤄지지 않을 땐 냉증(冷症)에 시달린다.

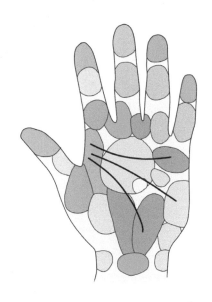

손지압의 기본 혈

(3) 소장경(小腸經)

약지를 지나는 경락인데, 소충과 반대쪽 손톱 밑뿌리에
있는 정혈 소택(少澤)이 출발점이다.

이곳은 소장의 기능과 관계가 있는데, 주로 변비 등이
나타나면 약지에 통증이 있다. 또한 혈액순환기계통과도
밀접한 관계가 있는 곳이다.

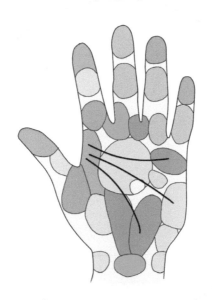

손지압의 기본 혈

(4) 심경(心經)

약지의 손톱 밑뿌리에 있는 정혈 소충(小衝)이 출발점이다.

이곳은 심장과 혈액순환기계통을 컨트롤하고 있는데, 스트레스로 내장에 이상이나 질환이 발병했을 땐 이곳과 밀접한 관계가 있다.

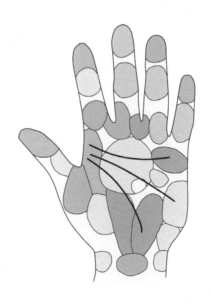

(5) 심포경(心包經)

중지손톱 밑뿌리에 있는 정혈 중충(中衝)이 출발점이다.

이곳은 심장의 기능과 특히 관계가 깊고 순환기계통의 기능을 컨트롤하는 경락인데, 소장에도 작용하기 때문에 스트레스로 발병하는 설사일 때 중지를 누르면 통증이 있다.

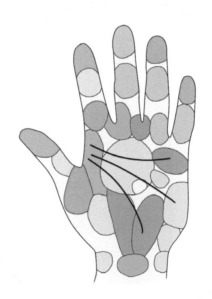

손지압의 기본 혈

(6) 폐경(肺經)

엄지손톱 밑뿌리에 있는 정혈 소상(小商)이 출발점이다.

이곳은 폐와 기관지 등의 호흡기기능과 밀접한 관계가 있기 때문에 감기, 천식, 기관지염 등이 발병하면 통증이 있다. 즉 오른쪽 엄지에 통증이 있으면 오른쪽 폐를 비롯해 오른쪽 호흡기가 나쁘다. 반대로 왼쪽 엄지에 통증이 있으면 왼쪽 폐를 비롯해 호흡기가 좋지 않다.

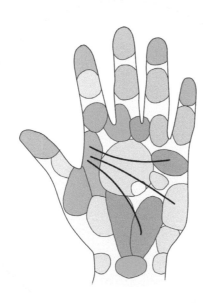

　이밖에 나머지 여섯 개는 모두가 발을 출발점으로 하고 있다. 엄지발가락에는 간경(肝經), 비경(脾經)이라는 두 경락이 뻗어 있는데, 각각 중지손가락과 엄지손가락에 관계가 있다. 발의 제2지를 지나는 위경(胃經)은 검지와 연관되어 있다. 발의 제4지를 출발점으로 하는 담경(膽經)은 약지와 밀접한 관계가 있다. 발의 제5지를 지나는 방광경(膀胱經)은 약지의 소장경과 밀접한 관계가 있으며, 발바닥에서 출발하고 있는 신경(腎經)은 약지의 심경과 연결되어 있다.

증상에 따라 누구나 쉽게 할 수 있는

신통 神通 한

손 手 지압

관절 류머티즘을 고쳐주는 손 지압

Point

손가락 끝의 모든 정혈을 자극하고 호금촌(虎金寸)과 양
지를 누르면 관절의 움직임이 부드러워진다.

▲ 원인과 증상

관절 류머티즘을 예방, 치료하기 위해서는 먼저 전신의 혈액순
환을 원활하게 하고 호르몬의 균형을 고르게 하는 것이 필요하
다. 따라서 다섯 손가락 끝에 있는 모든 정혈을 자극해줘야 한
다.

관절 류머티즘에 동반되는 통증을 없애기 위해서는 손등의 호
금촌과 양지의 경혈을 누르면 효과를 볼 수 있다. 매일 지속적으
로 두 경혈을 눌러주면 통증이 점차적으로 사라진다.

손 지압 경혈 위치

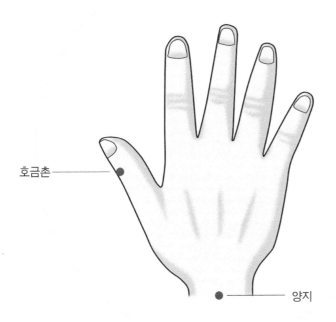

호금촌

양지

효과를 내려면 오래도록 눌러주는 것이 좋다.

가성근시(假性近視)를 고쳐주는 손 지압

Point

노궁(勞宮)을 서서히 주무르면 시력이 점차적으로 회복된다.

▲ 원인과 증상

가성근시가 중, 고교생뿐만 아니라 어른에게도 충분히 나타난다. 더구나 가성근시는 나이에 관계없이 완치될 가능성이 많기 때문에 안경보다 손바닥 치료가 유리하다.

손바닥엔 가성근시에 잘 듣는 경혈이 세 곳이나 있다. 그 중에서 효력이 큰 것은 심포구 내에 있는 경혈인 노궁이다. 자극방법은 노궁을 부드럽고 천천히 눌러서 주무르면 시력이 서서히 회복된다. 이밖에 손등 새끼손가락 쪽 손목 가까이에 있는 완골(腕骨)도 효과가 있는 경혈이다.

또한 눈의 질환은 간장의 이상을 나타내고 있기 때문에 노궁 및 관골과 함께 손바닥 약지손가락 제2관절 위의 간혈을 자극하면 회복된다.

손 지압 경혈 위치

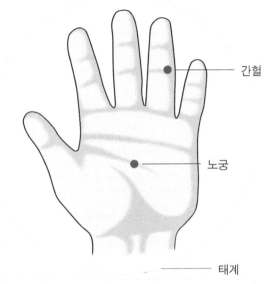

간헐

노궁

태계

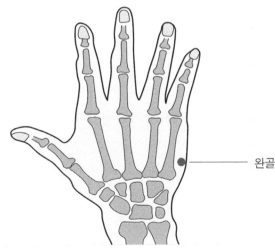

완골

자극을 주면서 천천히 누른다.

증상에 따라 누구나 쉽게 할 수 있는 간단한 신통한 손지압법

가슴앓이를 고쳐주는 손 지압

Point

위장점 흉복구(胸腹區)를 자극하면 사라진다.

▲ 원인과 증상

가슴앓이는 명치에서 상부까지 나타나는데 이것은 위의 질병이다. 위벽엔 신경이 없어 통증을 느끼지 못하기 때문에 식도부근이 타는 듯한 느낌을 받는다. 원인은 위산의 과분비로 일어나는 경우가 비일비재하다.

위장점은 위나 장의 기능과 밀접한 관계를 갖는 경혈이다. 따라서 이쑤시개나 머리핀 끝으로 이곳을 날카롭게 찌르면 위산의 분비가 감소된다. 또한 흉복구는 삼초경담경, 심포경과 관련된 구역이기 때문에 이곳에 강자극을 가하면 세 개의 경락이 상승해서 위의 기능을 억제한다. 이때 강자극법을 사용해야 한다.

손 지압 경혈 위치

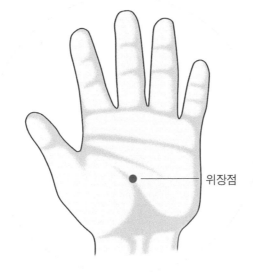

위장점

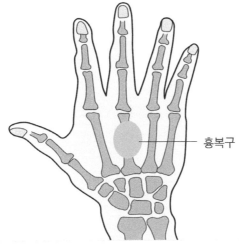

흉복구

강하게 위장점을 누르는 것이 포인트다.

갱년기장해에 좋은 손 지압

Point
신혈을 중심으로 자극을 되풀이하면 효과가 있다.

▲ 원인과 증상

갱년기장해는 자율신경과 체내 호르몬의 조화가 무너지기 때문에 일어나는 현상이다. 즉 호르몬분비를 촉진하는 경혈, 생식기 기능을 왕성하게 하는 경혈, 정신을 안정시키는 경혈 등이 필요하다.

따라서 새끼손가락의 신혈을 자극하고 새끼손가락 쪽의 측면에 있는 생식구(生殖區)와 손바닥의 중앙에 있는 심포구를 부드럽게 주무르면 된다. 손등 쪽의 양지, 이간, 관충의 경혈도 자극하면 호전된다.

왼쪽 세로 텍스트: 신통神通한 손지압 / 증상에 따라 누구나 쉽게 할수 있는 간단한 신통한 손지압법

손 지압 경혈 위치

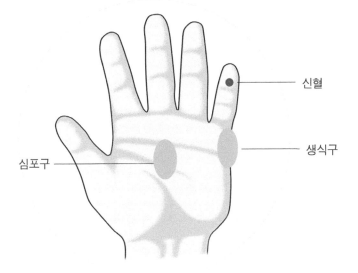

신혈

생식구

심포구

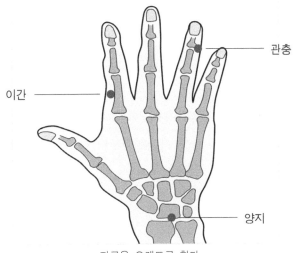

관충

이간

양지

자극을 오래도록 한다.

증상에 따라 누구나 쉽게 할 수 있는 간단한 신통한 손지압법

거칠어진 피부에 좋은 손 지압

Point

신혈, 양지, 폐혈, 관충 등을 자극하면 부드러운 피부가
된다.

▲ 원인과 증상

피부가 거칠어지는 것은 첫째 신장의 호르몬조절이 안 되는 것
과 둘째 피부말초부분의 혈액순환이 침체되어 있기 때문이다.
호르몬 조절은 새끼손가락 제1관절 위에 있는 신혈을 자극하면
된다. 자극방법은 담배뜸질인데, 뜨거워지면 떼는 식으로 5초
간격을 두고 10~15회 되풀이하면 된다. 피부혈액순환을 촉진시
키는 경혈은 모두 3개가 있는데, 모두 삼초경에 관계가 있다. 첫
째 손등에 있는 양지로 말초의 혈액순환을 촉진시킨다. 둘째 피
부 자체에 직접 작용하는 약지 제1관절에 있는 폐혈이다. 셋째
피부를 매끄럽게 해주는 약지손톱뿌리 언저리에 있는 관충이다.
자극방법은 신혈과 동일하다.

손 지압 경혈 위치

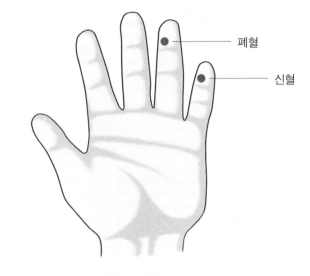

폐혈

신혈

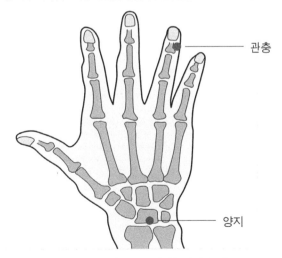

관충

양지

지압한 다음에 담배불로 뜸질하는것이 좋다.

증상에 따라 누구나 쉽게 할 수 있는 간단한 신통한 손지압법

견관절주위염을 고쳐주는 손 지압

Point
경혈을 누르면서 팔을 올렸을 때 통증이 없는 곳을 자극
한다.

▲ 원인과 증상

오십견을 치료할 수 있는 손바닥 경혈은 모두 8개가 있다. 경혈
의 명칭과 경락은 손바닥 손목에 있는 태연(太淵)이 폐경, 손등
쪽의 합곡, 손목의 양계가 대장경, 손목에 있는 신문이 심경, 손
등 쪽 약지와 새끼손가락사이에 있는 액문(掖門)이 삼초경, 손바
닥 손목의 태능(太陵)과 중지의 손톱뿌리 언저리에 있는 중충이
심포경, 손등 쪽 새끼손가락 본절에 있는 후계(後繼)가 소장경이
다.

만약 팔이 올라가지 않거나 돌아가지 않는다면 이 경혈들을 누
르면서 팔을 올린다. 이때 통증을 느끼지 않는 경혈이 바로 치료
점이기 때문에, 그곳을 담배뜸질이나 이쑤시개로 자극하면 곧바
로 통증이 가라앉는다.

증상에 따라 누구나 쉽게 할 수 있는 간단한 신통한 손지압법

손 지압 경혈 위치

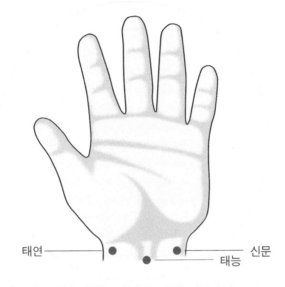

태연 ──── 태능 ──── 신문

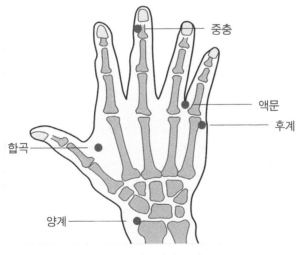

중충

액문

후계

합곡

양계

강하게 자극하는것이 좋다.

견비통을 고쳐주는 지압

Point

합곡(合谷)을 강하게 눌러 주무르면 뻐근함이 사라진다.

▲ 원인과 증상

견비통의 원인은 여러 가지가 있겠지만 팔이나 어깨를 지나치게 사용하거나 정신적인 스트레스에 의한 것도 있다. 또 위장병이나 간장병 등 내장질환이 숨어 있는 것도 있기 때문에 원인불명의 견비통이 오랫동안 지속되면 정밀검사를 받아야 한다.

견비통 해소의 특효 경혈은 엄지와 검지의 뿌리에 있는 합곡이다. 대부분의 견비통은 이 합곡을 자극하면 단번에 낫는다. 이때 자극법은 강자극으로 세게 주무르거나 꼬집기만 해도 좋다. 만성견비통일 땐 이곳에 담배뜸질을 하면 효과가 높다.

그리고 천식경향이거나 심장이 나쁜 사람의 견비통은 검지와 중지의 뿌리 사이에 있는 심계점을, 생식기 이상에서 오는 견비통은 중지와 약지손가락의 뿌리사이에 있는 해천점이 효과적이다.

손 지압 경혈 위치

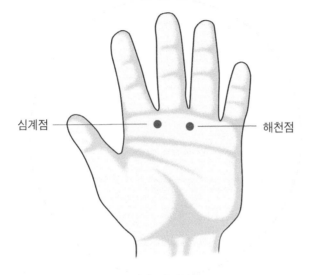

심계점　　　　　　　　　　해천점

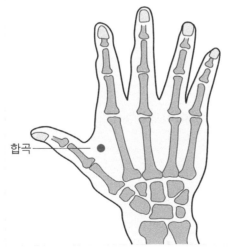

합곡

합곡을 강하게 누르는 것이 포인트다.

나른하고 힘이 없을 때 하는 손 지압

Point

중저(中渚)에 담배뜸질을 하면 식은땀도 사라지고 깊은
잠을 잘 수 있다.

▲ 원인과 증상

식은땀이 수반되는 전신권태에서 벗어나기 위해서는 땀을 제거
해야만 해결된다. 이럴 경우엔 손등에 있는 중저에 담배뜸질을
하면 된다. 즉 잠자리에 들기 전 한 회마다 간격을 띄어 7~8회
천천히 자극해 주면 치료가 된다.

더구나 심신이 지쳤을 때 나타나는 나른함의 원인은 스트레스
인데, 이것은 내장이 쇠약하기 때문에 발생된다. 이때도 흥분된
신경을 진정시킬 수 있는 위,비,대장구와 건리삼침구의 3구역
을 눌러 주무름을 되풀이하면 수심과 내장의 기능이 원활하게
되면서 회복된다.

손 지압 경혈 위치

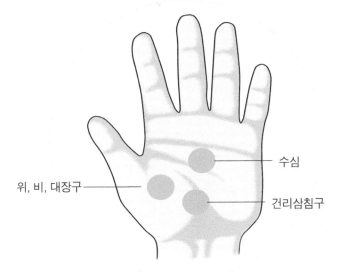

위, 비, 대장구

수심

건리삼침구

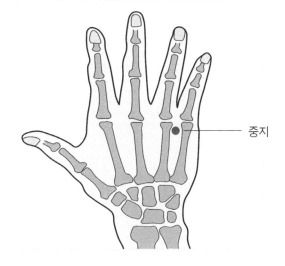

중지

냉증(冷症)을 고쳐주는 손 지압

Point

양지(陽池)를 천천히 눌러 주무르면 효과가 있다.

▲ 원인과 증상

여성냉증을 관장하는 곳은 손등 쪽 손목의 약간 새끼손가락 가까이에 있는 경혈 양지로, 전신의 혈액순환이나 호르몬분비를 지배하고 있다. 이곳을 자극하면 구석구석까지 혈액이 공급되고 호르몬의 균형이 잡히면서 냉증이 해소된다.

자극방법은 완자극으로 시간을 두고 천천히 눌러 주무르는 것이 효과적이다. 이밖에도 관충, 명문 또는 구역으로 수심이 있는데, 이것과 함께 자극하면 효과가 높다.

손 지압 경혈 위치

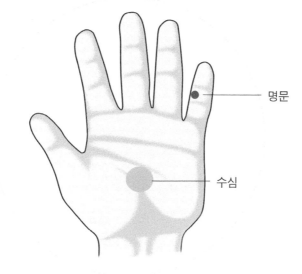

명문

수심

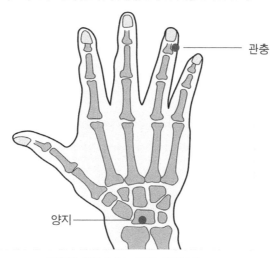

관충

양지

양지를 완자극하는 것이 포인트다.

증상에 따라 누구나 쉽게 할 수 있는 간단한 신통한 손지압법

노안 (老眼)을 없애주는 손 지압

Point

양로(養老) 노안점(老眼点)을 잘 누르면 점차 눈의 흐림
도 제거된다.

▲ 원인과 증상

손등 새끼손가락 쪽 손목에 있는 양로(養老)는 노안이나 안정피
로 등 중,노년층 사람의 증상에 특효인 경혈이다. 또한 피로한
눈이나 눈의 충혈에도 좋다. 이 양로는 고령자가 될수록 효력이
높아진다.

이밖에 손바닥 쪽 새끼손가락뿌리 언저리에 있는 노안점도 효
과적이다. 즉 40세 이후의 노안에 효력이 높은 경혈이다.

이곳의 자극은 전문적인 침 치료를 하지 않아도 손가락으로 부
드럽게 자극해주면 노안방지에 큰 효과가 있다. 매일 아침저녁
으로 각각 10~20회 정도의 지압이 적당하다.

또 손가락과 함께 머리핀 자극이나 담배뜸질, 약쑥뜸질(7회) 등
을 실행하면 효과가 배가된다.

손 지압 경혈 위치

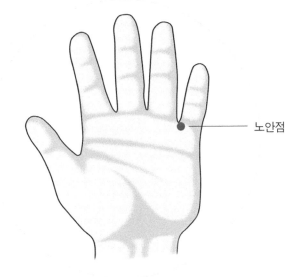

노안점

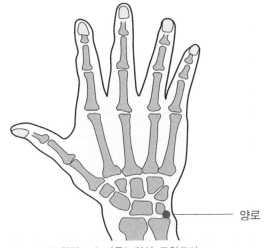

양로

20회정도 눌러주는것이 포인트다.

숨차기의 증상에 좋은 손 지압

Point

손바닥 중심에 있는 심포구(心包區)를 문지르면 가슴 답답함이 멎는다.

▲ 원인과 증상

격렬한 운동도 하지 않았는데 심장이 두근거리고 맥박까지 빨라져 심장부근이 쥐어짜는 것처럼 아프고 식은땀과 숨이 차는 증상을 심신증(心身症)에 의한 동계(숨차기의 증상)라고 한다.

이와 같은 신경성 숨차기 치료법은 심경, 심포경의 경혈구역을 자극해 주는 것이 가장 효과적이다. 특히 손바닥 중앙에 있는 심포구를 장시간 부드럽게 자극해주면 불안, 노여움, 초조 등이 사라지고 숨차기도 그친다. 이때 주의해야 할 것은 완자극으로 해야 한다. 또한 심포구 이외 중지의 중충, 새끼손가락의 소충, 손목 신문의 경락자극도 효과가 있다.

손 지압 경혈 위치

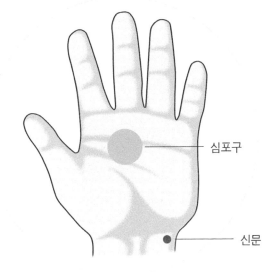

심포구

신문

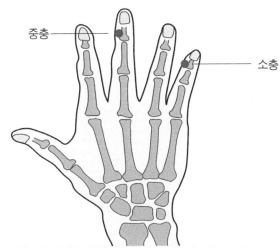

중충

소충

심포구를 완자극하는것이 포인트다.

증상에 따라 누구나 쉽게 할수 있는 간단한 신통한 손지압법

두드러기에 좋은 지압

Point

간혈, 신혈, 폐혈을 강하게 자극하면 제거된다.

▲ 원인과 증상

두드러기의 직접적인 원인은 음식물이다. 즉 입으로 들어간 음식물은 위장에서 소화 흡수되어 좋은 영양은 간장으로 나쁜 것은 바깥으로 배설된다.

이것을 해독작용이라고 하는데 해독된 것은 다시 신장으로 보내져 불용인 것은 오줌으로 배설되는 것이다.

하지만 어떤 이유로 간장이나 신장기능이 저하되어 있을 땐 이런 일련의 흐름이 침체되어 해독과 배설을 못해 어떻게든 밖으로 나가려고 땀샘 등으로 나온다. 이것이 두드러기이다.

두드러기에 효과가 있는 경혈은 간혈, 신혈, 폐혈 등인데 간장, 신장의 기능에 관계하는 것과 심혈, 양곡의 신경과 연결된 것이 있다.

이밖에 두드러기 치료는 배설을 촉진시키는 것이 우선 중요하기 때문에 간, 신장에 관계되는 경혈을 피가 스며서 나올 정도로 강하게 자극해 주면 된다.

손 지압 경혈 위치

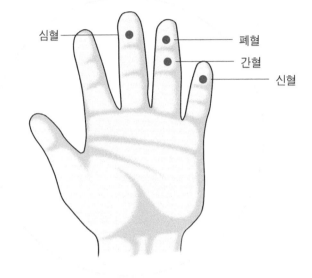

심혈
폐혈
간혈
신혈

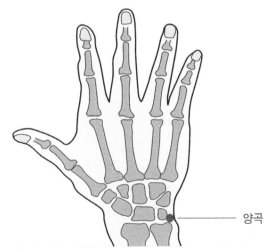

양곡

강하게 자극하는것이 중요하다.

신통神通한 손지압

증상에 따라 누구나 쉽게 할 수 있는 간단한 신통한 손지압법

두통을 없애주는 손 지압

Point

심혈(心穴) 대능(大陵)을 이쑤시개로 자극하면 즉시 사라
진다.

▲ 원인과 증상

심혈과 대능은 두통을 멈추는 경혈로 침 대신 이쑤시개나 머리
핀을 이용하면 된다. 자극방법은 피가 나올 정도로 강하게 경락
을 되풀이해서 찌르면 된다. 다른 방법으로는 아픈 장소나 형편
에 따라 그에 적합한 경혈을 자극하면 된다.

예를 들면 머리전체가 아프면 전두점, 머리 꼭대기가 아프면
두정점, 후두부가 아프면 후두점, 편두통이 있으면 편두점, 폭음
과 폭식이나 숙취에 의하면 전두점을 활용하면 된다. 만약 이런
자극으로도 두통이 제거되지 않는다면 병원에서 정밀진단을 받
아야 한다.

손 지압 경혈 위치

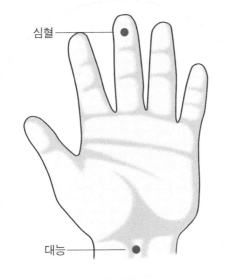

심혈

대능

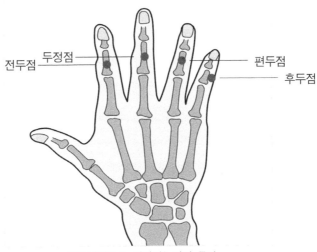

전두점   두정점   편두점   후두점

뽀쭉한것으로 지압하는것이 좋다.

백발을 없애주는 손 지압

Point

신혈, 명문을 중심으로 손바닥 경혈을 자극하면 효과가 있다.

▲ 원인과 증상

백발을 방지하기 위해서는 부신기능을 활발하게 해주면 된다. 즉 새끼손가락 제1관절에 있는 신혈과 제2관절에 있는 명문이 바로 그곳이다. 이것은 좌우 신(腎)을 나타내고 머리카락과 밀접한 관계가 있다. 이에 따라 이곳을 끈기 있게 적당히 자극하면 부신의 기능이 높아지면서 머릿결이 윤택해진다.

또한 손바닥의 중심의 수심, 중지손톱뿌리 언저리에 있는 중충, 약지손가락의 손톱뿌리 언저리에 있는 관충, 손목 중앙에 있는 양지 등도 백발을 방지하는데 효과적인 경혈이다. 따라서 신혈, 명문과 함께 자극하면 효과는 더더욱 크다.

다만 자극방법에 주의가 필요하다. 머리카락의 경우 강하게 자극하면 오히려 백발을 촉진시킬 수가 있다. 따라서 부드럽게 눌렀다가는 떼고 다시 부드럽게 눌렀다 떼는 방법이 좋다. 그리고 매일 50분간 이렇게 하면 머리에 기름이 흐르고 백발도 검어진다.

손 지압 경혈 위치

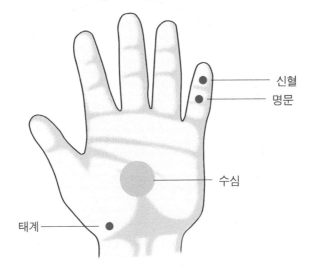

- 신혈
- 명문
- 수심
- 태계

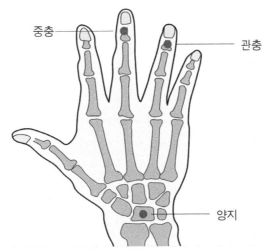

- 중충
- 관충
- 양지

눌렀다가 떼고 반복하는것이 좋다.

증상에 따라 누구나 쉽게 할 수 있는 간단한 신통한 손지압법

불면증에 좋은 손 지압

Point

심포경의 경혈구역을 부드럽게 주무르면 편안하게 잘 수 있다.

▲ 원인과 증상

많은 현대인들이 불면증으로 고생을 하고 있다. 인간의 몸은 자율신경의 기능으로 되어 있기 때문에 낮에는 활동하고 밤에는 자도록 되어 있다.

그렇지만 이것이 원활하게 이뤄지지 않으면 교감신경과 부교감 신경이 서로의 영역을 침범해 인체에너지의 조화가 무너져 일어 나는 증상이 불면증이다.

이런 불면증 치료하기 위해서는 중지를 지나는 심포경의 경락 선상에 있는 심포구와 수장구 등의 두 구역과 중지손톱뿌리 언 저리에 있는 중충을 손가락을 사용해 부드럽게 주물러주면 효 과가 있다.

손 지압 경혈 위치

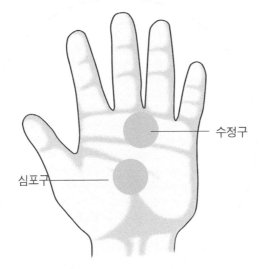

수정구

심포구

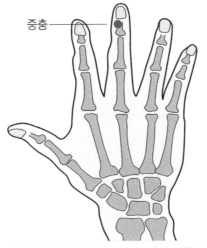

중충

부드럽게 중충을 지압하는것이 포인트다.

비만에 좋은 손 지압

Point

엄지 밑쪽을 꼬집어 주면 식욕이 떨어져 체중조절 된다.

▲ 원인과 증상

경혈은 손등 중앙에 있는 흉복구인데 이곳을 강하게 자극시키면 호르몬의 분비가 억제되어 비만체질이 개선된다. 이와 같이 위, 비, 대장구, 흉복구 자극은 비만방지에 대단한 효력을 발휘하는 곳이다. 하지만 지나치게 자극하면 오히려 영양실조에 걸린다.

손 지압 경혈 위치

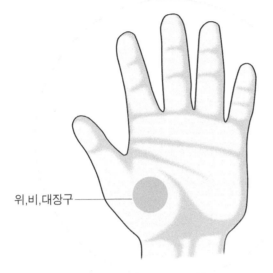

위,비,대장구

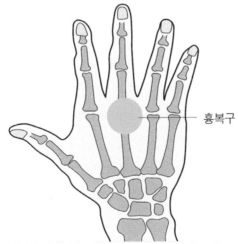

흉복구

강하게 아플정도로 지압하는것이 좋다.

설사에 좋은 손 지압

Point

경혈, 하리점(下痢点)을 누르면 바로 해소된다.

▲ 원인과 증상

설사는 장의 소화흡수가 나빠 이상발효가 되기 때문에 나타난다. 설사를 멈추기 위해서는 장의 소화흡수 능력을 신속하게 높여줘야 한다. 그러려면 손등의 흉복구 내에 있는 하리점인 경혈을 자극해주면 즉효다. 즉 이곳을 손가락으로 누른 후 빙빙 돌려서 주무르면 곧바로 변이 멎는다. 또한 숙취로 설사가 심한 경우도 이 요법을 활용하면 증상이 가벼워지면서 멎음도 빨라진다.

이밖에 손바닥 검지의 제1관절 위에 있는 대장과 새끼손가락 제1관절 위에 있는 신혈의 두 곳도 효과가 있다. 자극법은 손가락으로 누르거나 담배뜸질을 하면 된다. 그 다음은 손바닥의 건리삼침구가 있다. 이곳을 전체적으로 눌러서 주물러주면 장의 활동이 촉진되고 소화흡수기능까지 높아진다.

손 지압 경혈 위치

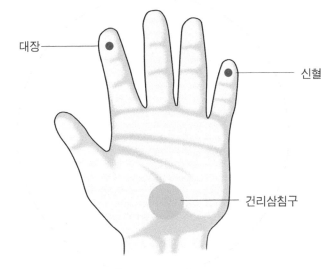

대장

신혈

건리삼침구

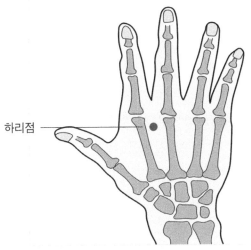

하리점

하리점을 중점적으로 지압하는것이 포인트다.

손상된 머리카락에 좋은 손 지압

Point

양지와 신혈을 끈기 있게 누르면 검고 윤기가 있는 머리
카락이 된다.

▲ 원인과 증상

머리카락의 손상원인은 스트레스 축적이다. 즉 스트레스가 축
적되면 호르몬균형이 무너져 머리카락을 키울 영양분이 부족해
져 상하거나 탈모된다.

또한 내장기관이 약해져도 머리카락이 손상된다. 이것은 내장
기능이 저하되면 체내혈액이 부족해져 머리카락 끝부분까지 혈
액이 공급되지 않기 때문이다. 이에 따라 머리카락의 손상을 예
방하고 치료할 때는 먼저 호르몬의 균형을 고르게 하고 몸의 상
태를 정상적으로 복구해야만 한다.

손상된 머리카락의 특효 경혈은 새끼손가락 제1관절에 있는 신
혈과 손목의 양지다. 두 곳의 경혈을 매일 끈기 있게 눌러주면
호르몬의 균형이 이루어져 건강한 검은머리가 소생한다.

또한 중지에 있는 신혈과 손목 중앙에 있는 대능의 자극도 호
르몬의 균형을 고르게 하는데 효과적이다. 따라서 신혈과 양지
를 함께 누르면 좋다.

손 지압 경혈 위치

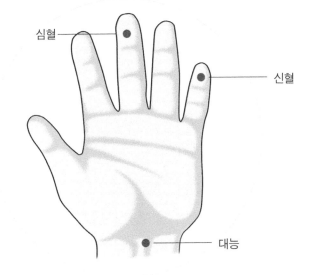

심혈

신혈

대능

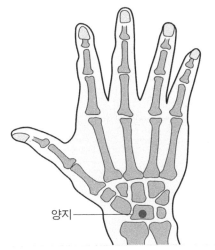

양지

신혈과 양지를 함께 누르는것이 포인트다.

식욕부진을 없애주는 손 지압

Point

수심(手心)과 위, 비, 대장구(胃, 脾, 大腸區)를 문지르면
된다.

▲ 원인과 증상

식욕부진은 위나 장의 소화흡수력이 떨어지면서 스트레스가 쌓여 정신적으로 지쳐있는 것이 원인이다. 특히 최근 들어 젊은 여성에게 많이 나타나는 것이 신경성 식욕부진 즉 거식증이다.

정신적 스트레스로 인한 식욕부진은 스트레스의 원인을 찾아내어 제거하는 것이 바람직하다. 그러기 위해서는 손바닥 마사지를 해 야 한 다 .

손바닥 중앙에는 수심이라는 마음의 움직임과 밀접하게 연결되어 있는 곳이 있다. 이곳을 온화하게 문질러 주면 마음의 중압이 제거되면서 정신적인 해방에 효과가 있다. 즉 강박관념이 사라지면 식욕은 자연적으로 증진된다.

또한 소화기 기능저하로 나타나는 식욕부진은 엄지손가락 바로 밑에 있는 위, 비, 대장구를 자극하면 된다.

손 지압 경혈 위치

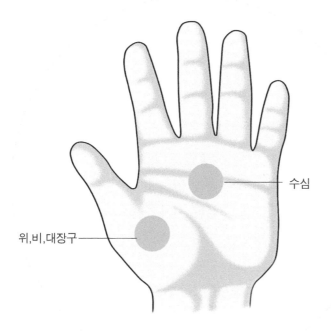

수심

위,비,대장구

약자극하는것이 포인트다.

알레르기성 비염에 좋은 손 지압

Point

합곡에 담배뜸질을 하면 재채기와 코막힘이 사라진다.

▲ 원인과 증상

알레르기성 비염을 다루는 경혈은 몇 개가 있는데, 그 중에서 제일 효과적인 곳이 바로 손등에 있는 합곡이다. 합곡은 코를 비롯해 호흡기계의 기관과 밀접한 관계가 있는 대장경 경락 위에 있는 경혈이다. 자극방법은 강하게 자극하면 되는데 담배뜸질을 10~20회에 걸쳐 실행하면 된다.

만약 한번으로 재채기와 콧물이 멈추지 않으면 멎을 때까지 되풀이하면 된다. 그리고 대장경 경락 위에 있는 검지 제1관절에 있는 대장도 알레르기성 비염에 효과가 좋다.

이밖에 코의 증상과 관계되는 중지의 중층, 약지 제1관절 위에 있는 폐혈, 손바닥 손목에 있는 태연, 손등의 합곡, 손목사이에 있는 비통점에 담배뜸질로 열 자극하면 알레르기성 비염특유의 재치기와 콧물 등이 낫는다.

손 지압 경혈 위치

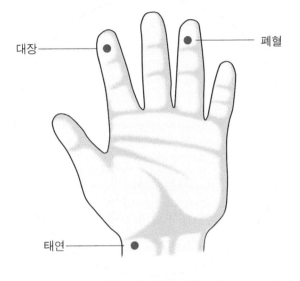

대장

폐혈

태연

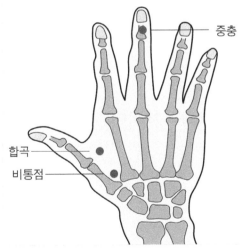

중충

합곡

비통점

비통점에 열자극(담배불 가까이)하는것이 좋다.

여드름에 좋은 손 지압

Point

매일 합곡에 머리핀으로 자극하면 아름다운 피부로 회복
된다.

▲ 원인과 증상

여드름은 음식물과 연관이 있다. 즉 변비와도 밀접한 관계를
갖고 있다. 따라서 이것을 해소하기 위해서는 장 등의 소화기관
을 자극해 체내의 노폐물을 밖으로 배출해야만 한다.

따라서 경혈인 합곡을 머리핀으로 자극하면 효과가 있는데, 매
일 뾰족한 쪽으로 이곳을 찔러주면 체내의 불순물이 밖으로 배
출되어 피부가 깨끗하게 된다.

이밖에 신문, 대능 제2이간 등의 경혈이나 위, 비, 대장구라는
구역도 대단한 효과가 볼 수가 있다.

손 지압 경혈 위치

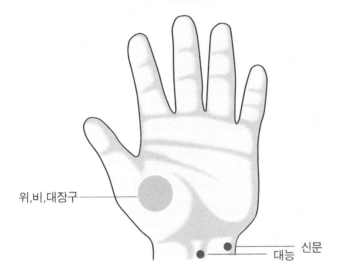

위,비,대장구

대능 신문

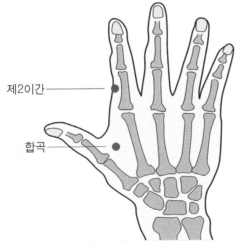

제2이간

합곡

매일 뾰족한 것으로 지압하는것이 좋다.

증상에 따라 누구나 쉽게 할 수 있는 간단한 신통한 손지압법

요통을 없애주는 손 지압

Point

원인불명의 통증도 손바닥 경혈을 자극하면 완치된다.

▲ 원인과 증상

요통치료의 중심은 손등에 있는 척,요,퇴구다. 이곳에는 요퇴점이란 명칭의 경혈이 옆으로 두 줄로 나열되어 있다.

우선 검지 쪽에 있는 요퇴점은 좌골신경통을 제외한 일반 요통에 듣는 경혈이며, 또 약지 쪽에 있는 요퇴점은 특효 경혈이다.

자극방법은 느슨하게 하면 된다. 즉 손가락으로 누를 땐 한번 천천히 깊이 눌렀다가 잠시 사이를 두고 다시 누르는 식인데, 자극과 자극의 간격을 약간 길게 잡아야 한다.

좌골신경통의 경혈은 손등 약지와 새끼손가락사이 가까이에 있는 좌골신경점이 특효 경혈이다. 좌골신경통은 이곳에 이쑤시개나 머리핀의 뾰족한 쪽으로 강하게 자극하면 된다.

손바닥 쪽에는 손목부근의 요통에 듣는 족퇴구(足腿區)라는 구역이 있다. 이곳은 보조적인 장소로 앞에 설명한 경혈과 구역에 자극을 줄 때 함께 활용하면 더 큰 효과를 볼 수 있다. 급성이나 만성요통 구분 없이 이상과 같은 경혈이나 구역으로 치료하면 효과가 있다.

증상에 따라 누구나 쉽게 할 수 있는 간단한 신통한 손지압법

손 지압 경혈 위치

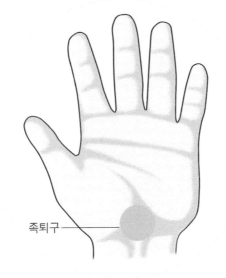

족퇴구

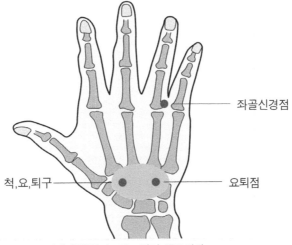

좌골신경점

척,요,퇴구

요퇴점

깊게 천천히 누르는 것이 중요하다.

위궤양에 좋은 손 지압

Point

위장점을 자극하여 위산의 과다분비를 억제하면 완쾌된다.

▲ 원인과 증상

위궤양의 초기치료는 손바닥 중앙 약간 밑에 있는 위장점을 자극하면 위산의 분비가 감퇴된다.

자극방법은 강자극인데 이쑤시개, 머리핀, 담배뜸질을 이용하면 좋다. 또한 손등 중앙의 흉복구, 검지의 제2관절 상에 있는 전두점도 효과적이다. 이것을 위장점과 함께 자극해 주면 효력 만점이다.

손 지압 경혈 위치

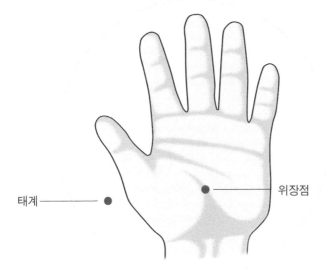

태계

위장점

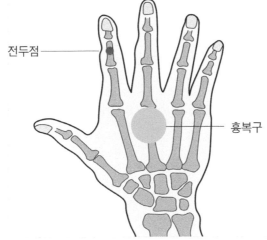

전두점

흉복구

점두점과 위장점을 함께 자극하는것이 중요하다.

증상에 따라 누구나 쉽게 할 수 있는 간단한 신통한 손지압법

위와 장의 소화력이 떨어질 때의 손 지압

Point

건리삼침구를 부드럽게 자극해 주면 내장전체가 단련되어 소화력을 촉진시킨다.

▲ 원인과 증상

위와 장의 소화력이 부족해 일어나는 증상으로는 위하수, 신경성위염, 위염, 십이지장궤양 등이 있다. 병의 원인은 음식을 씹지 않는, 즉 급한 식사 습관에 있다. 이럴 경우엔 손바닥 중앙 약간 밑에 있는 건리삼침구를 눌러 주물러주면 된다.

건리삼침구는 위와 장을 비롯해 여러 가지 내장기관의 기능을 활발하게 하는 구역이다. 자극방법은 완자극으로 천천히 시간을 두고 눌러 주무르는 것이 중요하다.

이 밖에 손바닥의 대장, 손등의 삼간(三間), 합곡(合谷) 등의 경락을 함께 자극하면 효과가 높아진다.

손 지압 경혈 위치

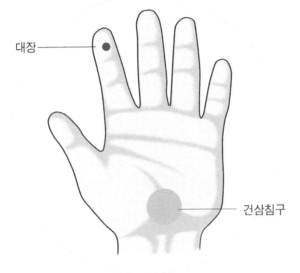

대장

건삼침구

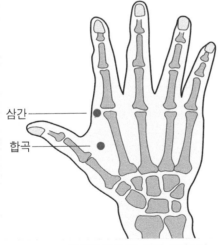

삼간

합곡

강하게 자극하는것이 포인트다.

위통에 좋은 손 지압

Point

급한 아픔도 위장점을 강하게 자극하면 안정된다.

▲ 원인과 증상

위통을 가라앉히기 위해 자극하는 경혈을 위장점이라고 하는데, 손바닥 약간 하단에 위치하고 있다. 위장점은 위나 장 등의 소화기와 밀접하게 관계가 있기 때문에 이곳을 찌르거나 누르면 대뇌가 자극하여 통증을 억제한다.

자극방법은 아플 정도로 강하게 경혈을 찌르고 누르면 된다. 또한 손등 엄지뿌리 약간 밑에 있는 낙영오도 위장점처럼 갑작스런 위통을 억제하기 때문에 알아두면 좋다.

손 지압 경혈 위치

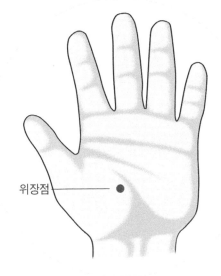

위장점

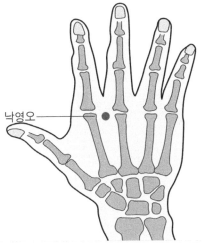

낙영오

강하게 볼펜이나 이쑤시개로 자극한눈 것이 좋다.

증상에 따라 누구나 쉽게 할 수 있는 간단한 신통한 손지압법

이명(귀울림)에 좋은 손 지압

Point

양방으로 완치되지 않지만 한방으로 신혈, 전곡, 양곡, 관충 등을 자극하면 치료된다.

▲ 원인과 증상

보편적으로 이명에는 두 가지의 요인이 있는데, 하나는 신경쇠약에서 오는 것이고 다른 하나는 심인성(心因性)에서 오는 것이다.

귀가 소리를 잡을 수 있는 것은 고막의 진동을 뼈가 뇌에 전달하기 때문이다. 이 뼈의 기능을 관리하고 있는 곳이 바로 신장이다. 이에 따라 신장기능이 떨어지면 당연하게 귀에 이상이 나타나는데, 그 증상 중 하나가 바로 이명(귀 울음)이다. 이중에서 심인성 이명은 정신적 스트레스로 발생하는 것이다.

손바닥에서 이명을 해결해주는 경혈을 보면 신혈, 전곡, 양곡, 관충 등 4개다. 4개의 경혈 중 앞의 3개가 소장경, 뒤의 1개가 삼초경 경락상에 있다. 더구나 약지와 새끼손가락을 기점으로 하는 삼초경과 소장경은 귀 속까지 통하고 있다. 또한 삼초경은 심포경과 연결되어 있기 때문에 4개의 경혈은 이명치료에 효과적이다. 자극방법은 4개의 경혈을 부드럽게 주물러주면 된다.

손 지압 경혈 위치

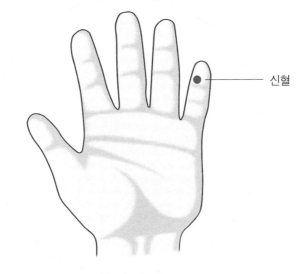

신혈

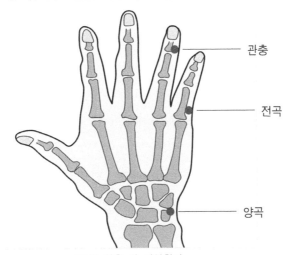

관충

전곡

양곡

4개의 혈을 잘 지압한다.

잠을 잘못 자서 생기는 접질림에 좋은 손 지압

Point

소택 경, 인구(頸,咽區)에 담배뜸질하면 목의 통증이 제거된다.

▲ 원인과 증상

접질림은 새끼손가락 손톱뿌리 언저리에 있는 소택과 중지의 손등 쪽 뿌리에 있는 경, 인구 내의 경정점(頸頂点)이다. 목에서 어깨로 이어지는 일대에는 소장경이 뻗어 있기 때문에 그 정혈인 소택을 자극하면 목덜미의 근육이상을 완화하는데 좋다. 또한 경, 인구는 모든 종류의 목 접질림에 뛰어난 효력을 가지고 있다.

자극방법은 머리핀이나 이쑤시개 또는 담배뜸질 등의 강한 자극이면 된다. 또한 경,인구에 반창고로 쌀알을 붙여두는 것도 좋다.

접질림이 비교적 경증하면 폐혈, 간혈 등의 삼초경 경혈이 효과적인데, 이곳을 머리핀으로 몇 번 찌르든가 담배뜸질을 3~7회하면 목의 아픔이 곧바로 사라진다. 그리고 경, 인구의 자극은 목구멍의 염증을 방지하는데도 효과가 있다.

손 지압 경혈 위치

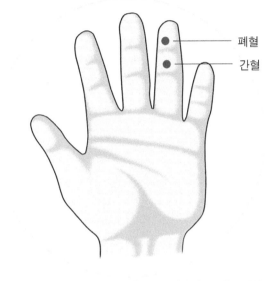

- 폐혈
- 간혈

증상에 따라 누구나 쉽게 할 수 있는 간단한 신통한 손지압법

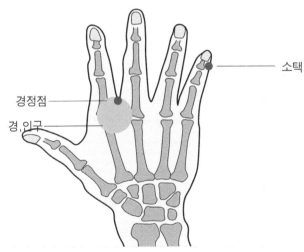

- 소택
- 경정점
- 경,인구

강한자극으로 지압하는것이 좋다.

저혈압에 좋은 손 지압

Point

심경, 심포경, 삼초경의 경혈을 자극하면 혈액순환이 원활해진다.

▲ 원인과 증상

저혈압의 혈관은 지나치게 부드러워 수축이 제대로 이루어지지 않아 혈액의 흐름이 막히기 십상이다. 이것으로 인해 모세혈관의 구석구석까지 혈액이 공급되지 못해 수족냉증으로 시달리게 된다.

수족냉증은 대수롭지 않지만 내장기관과 뇌에는 위험하다. 즉 내장은 항상 산소결핍상태가 되어 기능장해를 일으킬 수가 있기 때문이다. 저혈압으로 인해 나타나는 피로감 등은 이런 장해의 전형인 것이다. 이것은 뇌에도 마찬가지다.

혈액순환의 중심은 심장인데, 심장과 관계가 깊은 심경, 심포경, 삼초경의 경혈을 중심으로 자극해야만 한다. 즉 손바닥 쪽의 손목에 있는 신문(神門), 대릉(大陵), 손등 쪽의 손목에 있는 양지(陽池)와 약지와 새끼손가락의 사이에서 조금 밑으로 내려온 지점에 있는 중저가 효과적이다.

손 지압 경혈 위치

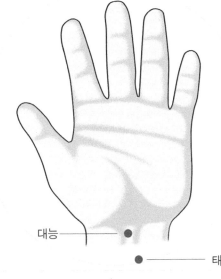

대능

태계

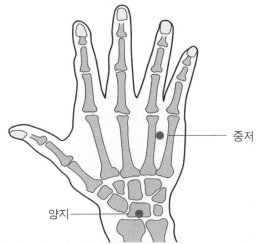

중저

양지

오래도록 자주 지압하는것이 좋다.

차 멀미에 좋은 손 지압

Point

메스꺼운 구토도 신문, 관충, 수심(手心)을 자극하면 차 멀미가 제거된다.

▲ 원인과 증상

차 멀미는 위장, 내이(內耳), 심장 등 세 기관이 동시에 이상 현상을 일으켜 나타난다. 즉 위의 구토감, 내이(內耳) 안에 있는 삼반규관(三半規管)의 이상, 탈것에 대한 신경과민이 상승해서 메슥거리는 불쾌감이 온다.

이것을 방지하기 위해서는 소장경의 신문, 귀의 경락에 통하고 있는 삼초경의 관충, 그리고 심포경의 수심 등을 자극하면 된다.

자극방법은 완자극으로 천천히 시간을 내어 각부를 눌러서 주무르면 된다. 이밖에 양손바닥에 반으로 쪼갠 쌀알을 몇 개 붙이면 신문을 자극해 차멀미를 막아준다.

손 지압 경혈 위치

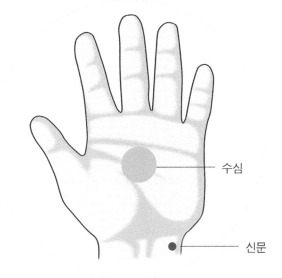

수심

신문

관충

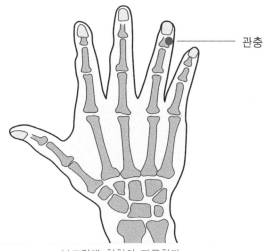

부드럽게 천천히 자극한다.

천식에 좋은 손 지압

Point

해천점(咳喘点)에 담배뜸질을 3~5분간 실행하면 곧바로
가라앉는다.

▲ 원인과 증상

손바닥에는 천식과 연관된 경혈이 많이 분포되어 있다. 하지만
편리상 3개로 줄여서 설명하겠다.

먼저 중지와 약지사이 밑에 있는 해천점인데, 이곳은 천식의
특효 경혈로 발작이 나타났을 때 이곳을 자극하면 깨끗하게 해
결된다. 자극방법은 담배뜸질이 가장 좋은데 뜨겁게 느껴지면
떼는 식으로 간격을 두면서 뜸질하면 된다. 이것을 3~5분간 계
속하면 발작이 완화되거나 멈춰진다.

두 번째 손등 검지뿌리부근에 있는 경혈인 삼간도 발작을 가라
앉히는데 효과적이다. 삼간은 천식발작에서 가장 고통스러운 기
침을 억제하기 때문이다. 자극방법은 해천점처럼 담배뜸질을 하
면 된다.

세 번째는 흉강,호흡기구다. 자극방법은 이곳 전체를 천천히
부드럽게 눌러 주무르면 된다. 이곳은 호흡기를 강하게 해주기
때문에 평상시에 이곳을 단련해두면 예방효과에 좋다.

손 지압 경혈 위치

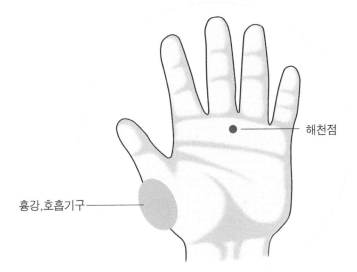

해천점

흉강,호흡기구

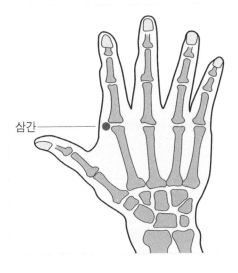

삼간

증상에 따라 누구나 쉽게 할 수 있는 간단한 신통한 손지압법

초조, 불안을 없애주는 손 지압

Point

중충(中衝), 소충(少衝)을 주물러서 풀어주면 즉시 제거 된다.

▲ 원인과 증상

초조함은 정신적인 스트레스가 쌓여서 나타나는 현상이다. 이 것이 지속되면 정신질환, 위궤양, 심장병, 고혈압 등의 성인병으로 전이될 가능성이 있다.

이럴 경우엔 중지손톱뿌리 언저리에 있는 중충과 새끼손가락 손톱뿌리 언저리에 있는 소충을 자극해주면 된다. 이것들은 각 각 심포경, 심경의 정혈인데, 이것은 마음의 움직임을 컨트롤하 는 경락이기 때문이다.

자극의 방법은 경혈양쪽에서 손가락으로 끼우고 강약을 붙여서 빙빙 돌리며 눌러서 주무르면 된다. 이때 좌우 어떤 쪽의 손가락 이 더 아프면 아픔이 강한 쪽을 중점적으로 주무르면 좋다. 이외 에도 수장구(手掌區), 심혈, 대능, 호변(虎邊), 양계 등의 구역경 혈을 자극하는 방법도 있다. 여러분들도 초조함을 느낄 때 손가 락 끝을 주무르면 쉽게 탈출할 수가 있다.

손 지압 경혈 위치

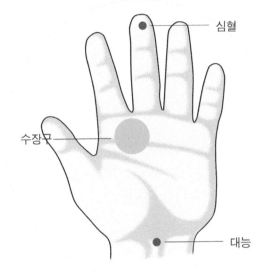

- 심혈
- 수장구
- 대능

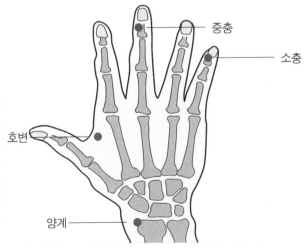

- 중충
- 소충
- 호변
- 양계

아픈곳을 찾아서 약하게 강하게 자극한다.

축농증에 좋은 손 지압

Point

경혈을 강하게 자극해 과식을 억제하면 콧속의 농이 제거된다.

▲ 원인과 증상

축농증은 코 안 깊은 곳에 있는 부비강(副鼻腔) 점막의 이상으로 발생한다. 즉 이곳의 병변(病變)이 축농증 특유의 콧물을 대량으로 만들어내고 있는 것이다. 축농증의 원인은 췌장 이상에 있다.

따라서 축농증과 체중의 인과관계에서 본 치료의 요점은 위장과 췌장에 있다. 이러한 소화흡수기관이 지나치게 움직이고 있기 때문에 식욕이 증가하면서 살이 찌는 것이다.

치료방법은 손바닥 모지구에 있는 위, 비, 대장구를 자극하면 되는데, 이쑤시개를 10개쯤 다발로 만들어 이곳을 찌르면 된다. 이것을 쉬지 말고 매일 되풀이하면 식욕이 떨어져 내장에 필요 이상의 부담을 덜어준다.

축농증의 치료요점은 코의 기능이나 증상에 관계되는 경혈을 자극해주면 된다. 즉 합곡, 중충, 비통점이 되는 자극법은 위, 비, 대장구의 경우처럼 강하게 자극한다. 그렇게 되면 뼈에 고인 고름이 밖으로 배출된다.

손 지압 경혈 위치

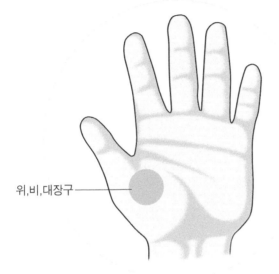

위,비,대장구

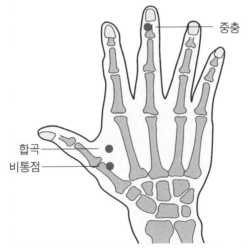

중충

합곡

비통점

강하게 볼펜이나 이쑤시개로 자극하다.

증상에 따라 누구나 쉽게 할 수 있는 간단한 신통한 손지압법

치질에 좋은 손 지압

Point

회음점(會陰店)에 담배뜸질을 20~30회 실시하면 출혈이 멎는다.

▲ 원인과 증상

정맥에는 피가 역류하지 않도록 막이 붙어 있지만 유독 치정맥(痔靜脈)은 이 막이 없다. 따라서 울혈된 혈액이 부풀어 올라 마치 팽창된 풍선이 터지는 것처럼 찢어져 출혈되는 것이다.

이에 따라 보통 7~10회 정도로 끝나는 담배뜸질을 20회에서 30회로 늘리고, 항문의 괄약근을 꽉 죄어 정맥에 혈액이 멈추지 않도록 하는 것이 치료의 방법이다.

즉 회음점에 이런 자극을 되풀이해 주면 항문의 출혈이 바로 멎는다. 이밖에 손등의 합곡이나 손바닥 검지의 제1관절 위에 있는 대장도 치질에 효과가 있는 경혈이다.

손 지압 경혈 위치

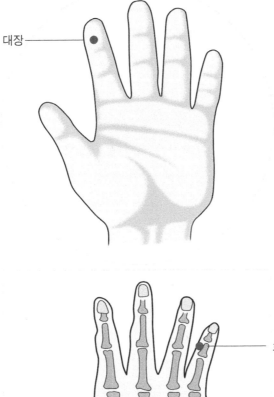

대장

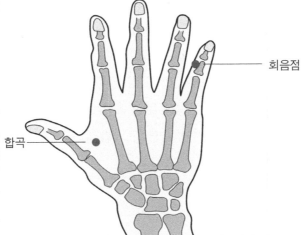

회음점

합곡

처음엔 10회정도 하고 나중엔 30회정도로 담배불뜸으로 하는것이 좋다.

치통에 좋은 손 지압

Point

간혈, 신혈, 치통점을 아픔에 따라 자극하면 치통이 사라진다.

▲ 원인과 증상

치통 즉 충치의 정식명칭은 치수염이라고 하는데, 에나멜질이나 법랑질에 세균이 침범해 녹아서 신경에 염증을 일으킨 상태를 말한다. 이런 치통엔 손바닥 쪽 새끼손가락 제1관절에 있는 경혈인 신혈이 효과적이다.

밤중에 갑자기 치통이 오면 이쑤시개 다발로 신혈을 벌겋게 부을 정도로 찔러주면 제거된다.

그리고 이 점막의 통증을 제거하는 경혈은 손등 쪽 엄지와 검지사이 밑에 있는 합곡이다. 또한 치육의 염증에 의한 통증 완화 경혈은 중지와 약지사이 밑 감정선 바로 위 부근에 있는 치통점이다.

자극방법은 치수염의 통증을 부드럽게 하면 된다.

손 지압 경혈 위치

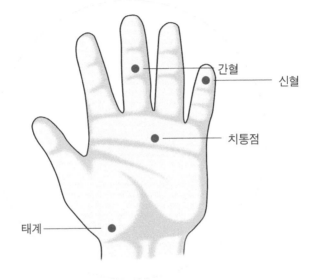

간혈

신혈

치통점

태계

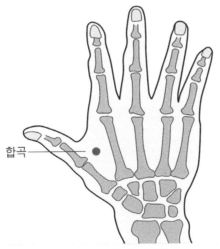

합곡

부드럽게 자극한다.

증상에 따라 누구나 쉽게 할 수 있는 간단한 신통한 손지압법

피로한 눈에 좋은 손 지압

Point

위장의 쇠약으로 인한 피로한 눈은 심포구, 상양, 소택을
자극하면 된다.

▲ 원인과 증상

눈에는 대장경, 소장경, 위경, 심포경이란 4개의 경락이 뻗어
있는데 눈은 위장이나 신경의 영향을 받기 쉽다. 스트레스로 인
해 피로한 눈은 손바닥에 있는 심포경과 대장경의 시발점인 검
지손톱뿌리 언저리에 있는 상양과 소장경의 기점이 되는 새끼손
가락 손톱뿌리 언저리에 있는 소택에 자극을 주면 된다. 자극방
법은 머리핀의 뾰족한 부분으로 강하게 찌르면 된다.

손 지압 경혈 위치

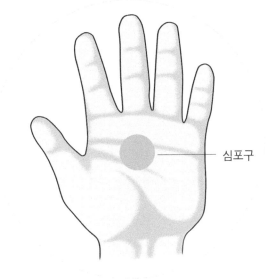

심포구

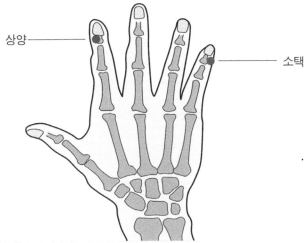

상양

소택

강하게 자극하는 것이 포인트이다.

헛배 부름에 좋은 손 지압

Point

대장, 이간을 살짝 눌러 주무르면 헛배가 제거된다.

▲ 원인과 증상

소화불량을 일으키면 그것을 해소하려고 뇌는 다량의 혈액을 위장에 보내려 하는데, 이때 말초부분에서는 혈액이 부족해서 차가워진다. 헛배 부름을 해소하기 위해서는 위장기능을 정상으로 되돌려야 한다.

이것과 연관된 손바닥의 경혈과 구역은 대장, 이간, 위, 비, 대장구 등이다. 손바닥 검지 제1관절 위에 있는 대장, 손등의 검지 뿌리에 있는 이간 등은 모두가 대장경의 경락 위에 위치한 경혈이다.

손 지압 경혈 위치

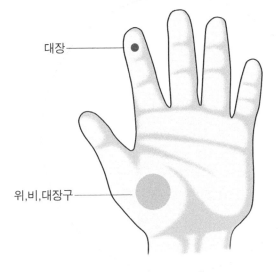

대장

위,비,대장구

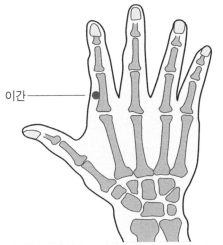

이간

중간 정도의 힘으로 자극하는 것이 포인트이다.

현기증에 좋은 손 지압

Point

관충을 주의 깊게 주무르면 평형감각이 곧바로 회복된
다.

▲ 원인과 증상

현기증이란 몸의 평형감각을 잃어 발생하는 증상인데, 원인은
빈혈, 갱년기 장해, 배 멀미, 위장 장해 등 여러 가지가 있다.

현기증을 치료해주는 경혈은 약지손톱뿌리 언저리에 있는 관충
이다. 관충은 삼초경의 경혈인데 이 경락의 지맥은 귀까지 달하
고 있다.

현기증은 삼초경 경혈인 관충을 자극해주면 삼반규관의 이상이
수정되어 안정된다. 또한 손바닥에서 귀와 밀접하게 연결되어
있는 이, 인구(耳, 咽區)의 자극도 효과가 있다.

이, 인구는 중지뿌리에 해당하는 구역으로 이곳을 천천히 주무
르면 삼반규관의 기능이 정상으로 복구된다. 이밖에 새끼손가락
뿌리에 있는 액문(掖間)과 중저(中渚), 새끼손가락 쪽 손목에 있
는 양곡이 있다.

손 지압 경혈 위치

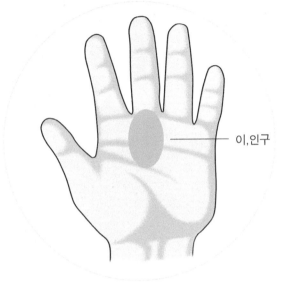

이,인구

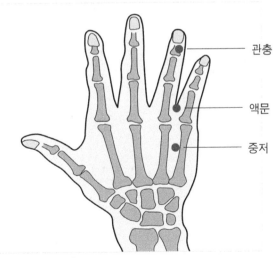

관충

액문

중저

완자극하는것이 포인트이다.

손만보면 알 수 있는 질병 진단법

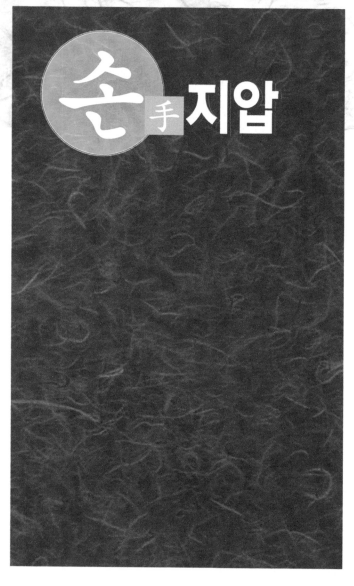

손바닥과 내장기관의 관계

이 장에서는 손가락 끝에서 손톱 수상까지 40가지 항목으로 손바닥 변화에 따른 내장 상태를 진단하고 그 증상과 병을 사전에 점검하는 방법을 설명하고자 한다. 이 진단법은 손바닥 각 부위를 관찰하기 때문에 누구라도 간단하게 확인할 수가 있다.

현대인들 대부분은 자신의 몸속에 중병을 안고 있어도 전혀 모르고 있는 경우가 많다. 이것은 병에 대해 불감증이 되어 있다고 할 수 있다. 그러다가 병이 깊어진 후에야 허둥지둥 병원을 찾고 있다. 이때 의사들이 왜 지금 왔냐고 물으면, 한결같이 이렇게 말을 한다.

"증후가 없었다." "자각증상을 못 느꼈다."

이것은 어불성설이다. 인체 내에 어떤 병이 나타났을 때 분명히 이상이 있다는 신호를 보낸다. 이때 신호가 손바닥에 나타나는데, 재빨리 확인하여 증상을 사전에 방지하는 것이 중요하다.

손바닥(손등)에는 심장과 내장기관의 기능과 연결되어 있는 여섯 개의 경락이 있다. 그렇기 때문에 내장에 이상이 생기기라도 하면 맨 먼저 손바닥에 변화가 나타나는 것이다.

손바닥 얼룩은 내장 혈행장해

▲ 원인과 증상

체조선수의 손바닥은 거의가 색도, 근육상태 등이 균형 잡혀 있어 건강하다. 즉 손바닥을 사용함으로써 전신의 혈행이 좋아지고 내장기관기능까지 향상되기 때문이다.

그렇다면 운동부족인 사람의 손바닥은 어떨까? 즉 손바닥 전체가 얼룩져 있다. 이것은 내장전체가 혈행장해가 있다는 것을 말하는데 치료하지 않으면 언젠가 내장기능장해가 올 수가 있다.

▲ 치료방법

따라서 손바닥을 가능한 한 많이 사용하도록 해야 한다. 이렇게 하기 위해선 '팔굽혀펴기'가 있다. 팔굽혀펴기는 손바닥 전체를 사용하기 때문에 운동부족해소와 함께 전신의 혈행을 원활하게 해주는 좋은 방법이다.

손 지압 경혈 위치

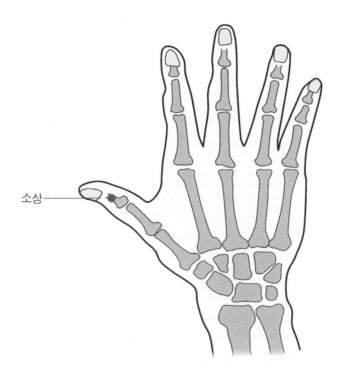

소상

호흡기와 위장이 좋아질려면 소상을 자극하라.

모지구가 여위면 호흡기나 위장장애

▲ 원인과 증상

모지구는 호흡기, 위, 대장, 췌장 등과 연결되어 있다. 즉 이곳의 근육이 발달하고 혈행이 원활하면 폐활량도 크고 위장도 건강하다. 반대로 모지구가 엷다든가 지아노제 즉 보라색이면 호흡기, 위장에 혈행장해가 있다. 또한 자각증상이 없더라도 모지구가 여위거나 거무스름해지면 내장이 약해지고 있다는 신호다.

▲ 치료방법

이럴 경우 엄지 손톱뿌리 언저리에 있는 소상(小商)을 자극해주면 된다. 소상은 엄지를 기점으로 하는 폐경의 정혈이다. 이곳을 눌러주면 뇌가 자극을 받아 혈액을 원활하게 공급한다.

손 지압 경혈 위치

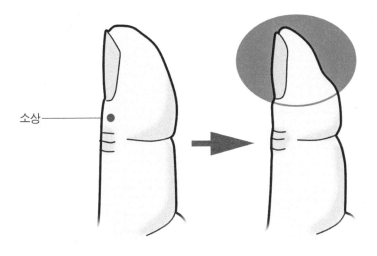

소상

모지구에 있는 소상을 자극해주면 좋아진다.

증상에 따라 누구나 쉽게 할 수 있는 간단한 신통한 손지압법

새끼손가락의 자지구가 여위면 정력이 감퇴

▲ 원인과 증상

젊은 부인을 얻은 60대 노인의 손바닥을 보았다. 그의 손바닥 소지구(小指丘)는 보통 사람보다 훨씬 크고 살쪄 있었다. 소지구는 심장, 소장, 자궁, 고환, 방광 등과 연결되어 있는데, 이곳이 좋으면 내장 상태가 건강하고 정력도 넘친다.

반대로 소지구가 여위거나 지아노제가 나타나면 내장이 좋지 못하고 동시에 정력까지 약하다.

▲ 치료방법

이럴 경우 약지 손톱뿌리 언저리에 있는 관충과 새끼손가락 손톱뿌리 언저리에 있는 소충과 소택을 자극하면 된다.

손 지압 경혈 위치

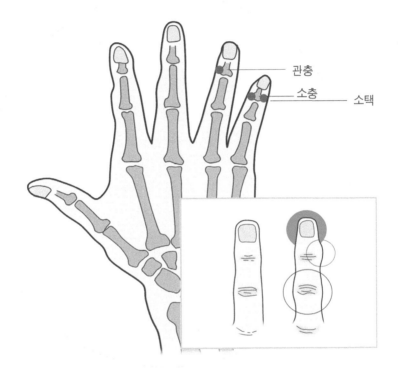

관충

소충 ─── 소택

이 부분을 자주 부드럽게 눌러준다.

건리삼친구가 탄력적이지 못하면 내장 전체가 쇠약

▲ 원인과 증상

애주가 친구가 집에 찾아왔지만 술을 한잔도 입에 대지 못했다. 그래서 친구의 손바닥을 관찰했는데, 내장에 이상 징후가 보였다. 즉 울혈을 가리키는 지아노제가 나타났고 피부가 유난히 부드러웠다. 다시 말해 손바닥 '건리삼침구' 상태가 좋지 못했다. 건리삼침구는 손바닥 중심인 수심(手心) 바로 밑에 있다. 이곳은 심장, 폐, 간장, 췌장, 신장, 위, 대, 소장 등의 이상을 말해주는 곳이다. 물론 자각 증상을 전혀 느끼지 않아도 마찬가지다.

▲ 치료방법

이럴 경우엔 양손의 건리삼침구를 골고루 눌러 주무르면 해결된다.

손 지압 경혈 위치

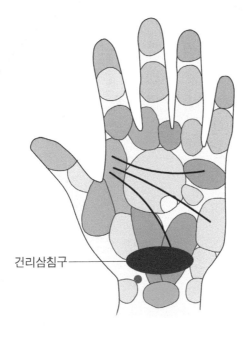

건리삼침구

건리삼침구를 오래도록 지압하면 색이 되돌아 온다.

손바닥에 생긴 굳은 살은 내장기능저하

▲ 원인과 증상

못(굳은살)은 피부를 과하게 사용해서 생기는 것이다. 글을 쓰는 작가는 엄지나 중지에 기타리스터는 다섯 손가락 끝에 못이 생긴다. 이것 외에 평상시 사용하지 않는 곳에 못이 생기면 그 부분과 연관된 내장에 기능저하가 분명히 있다. 예들 들면 새끼손가락뿌리에 못이 생겼다면 심장기능 저하를 가리킨다.

▲ 치료방법

이럴 경우 그 부분과 관계하고 있는 경락상의 정혈을 자극해주면 해결된다.

손 지압 경혈 위치

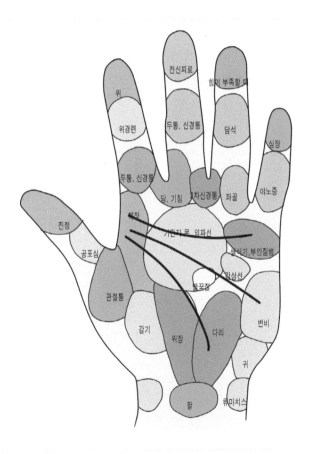

위
위경련
전신피로
힘이 부족할 때
두통, 신경통
담석
심장
두통, 신경통
담, 기침
3차신경통
좌골
야뇨증
췌장
진정
가래지 못 임파선
공포심
생식기, 부인질병
갑상선
관절통
팔꿈질
감기
위장
다리
변비
귀
팔
류마치스

어느부분에 굳은살이 있는지 경혈을 찾아 자극하는 것이 좋다.

손바닥이 젖어 있으면 위궤양

▲ 원인과 증상

평소 손바닥에 땀이 많으면 위궤양을 의심해야 한다. 즉 스트레스는 내장기관기능에 중대한 영향을 끼친다. 예를 들면 노이로제에 빠진 수험생, 회사업무의 중압감에 시달리는 회사원 등이다.

▲ 치료방법

이럴 경우 손바닥 중앙의 다한점을 부드럽게 자극하면 해결된다. 다한점의 위치는 손을 쥐었을 때 약지 끝이 닿는 곳이다.

손 지압 경혈 위치

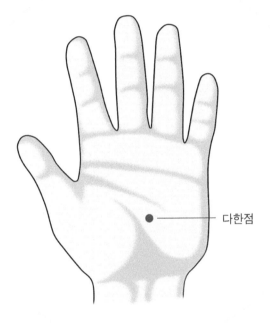

다한점

다한점은 자연스레 주먹을 쥐었을 때 네번째 손손가락 끝이 닿는 부분이따.

엄지피부가 탄력성이 없으면 호흡기장해

▲ 원인과 증상

엄지엔 경락 폐경이 있는데, 이곳은 호흡기와 밀접한 관계가 있다. 이곳에 평상시와 다른 변화가 나타나면 호흡기 기능이 약해져 있다. 즉 피부가 딱딱해지거나 탄력성이 없거나 건조해서 까칠하거나 보라색으로 변색된다.

▲ 치료방법

이럴 경우 엄지의 손톱뿌리 언저리에 있는 경혈 소상을 자극하면 된다. 소상은 폐경상의 출발지점에 있는 중요한 경혈이다.

손 지압 경혈 위치

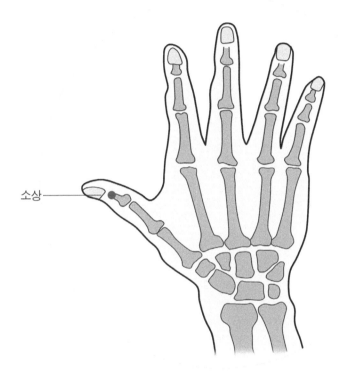

소상 ——

소상을 자주 자극하여 호흡기 장애를 예방하는것도 좋다.

검지의 색, 모양이 변화하면 위장장애

▲ 원인과 증상

검지가 아프고, 딱딱하고, 물렁물렁하고, 지아노제가 나타나면 대장을 비롯해 소화기관기능이 저하되어 있는 것이다. 더구나 자각증상이 없어도 마찬가지이다.

▲ 치료방법

이럴 경우 검지손톱뿌리 언저리에 있는 경혈 상양(商陽)을 자극하면 된다. 상양은 대장경의 정혈인데 이상이 있을 때 이곳을 누르면 통증이 있다. 통증이 없어질 때까지 계속 누르면 해결된다.

손 지압 경혈 위치

상양———

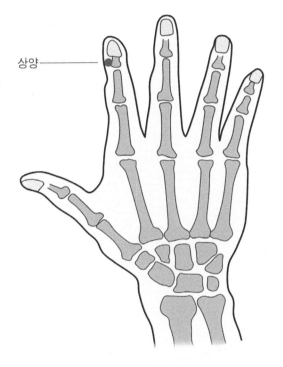

대장의 기능을 강화할때는 상양을 지압하는것이 좋다.

약지의 움직임이 둔하면 간장, 담낭기능 저하

▲ 원인과 증상

약지는 간장과 담낭 등과 연결되어 있다. 간장과 담낭의 혈액순환이 좋지 못하고 기능이 저하되면 소화가 되지 않고 식욕까지 감퇴된다. 이럴 경우는 약지가 여위고 움직임까지 둔하다.

▲ 치료방법

약지손톱뿌리 언저리의 경혈 관충을 눌러주면 간장과 담낭의 혈행이 원활해져 기능이 회복된다.

손 지압 경혈 위치

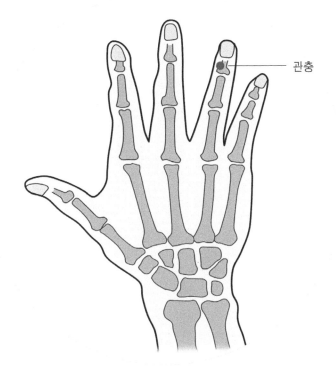

관충

통증이 살아질때까지 지압하는것이 포인트다.

새끼손가락이 보라색이 되면 소장기능 저하

▲ 원인과 증상

설사는 소장의 혈행이 나쁘기 때문에 나타난다. 또한 새끼손가락 제1절 마디가 보라색으로 변해져 있다. 그리고 이것이 없더라도 새끼손가락손톱뿌리 언저리의 경혈인 소택을 눌렀을 때 통증까지 나타난다.

▲ 치료방법

이럴 경우 새끼손가락 제1절에서 끝까지 주무르고 소택까지 눌러주면 된다.

손 지압 경혈 위치

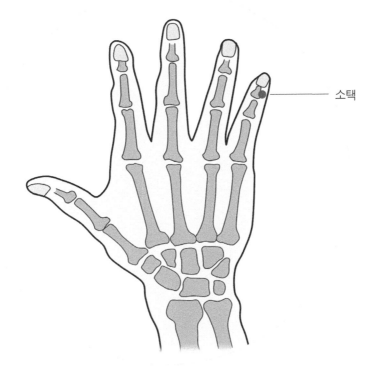

소택

소택을 눌렀을 때 아프면 통증이 살아질때까지 지압한다.

새끼손가락 색과 모양의 변화로 방광과 심장이상 확인

▲ 원인과 증상

새끼손가락은 방광과 심장기능을 점검하는 곳이다. 이곳에 지아노제가 나타나거나 딱딱해지면 위장에 이상이 있다.

▲ 치료방법

새끼손가락손톱뿌리 언저리의 경혈인 소충과 소택을 눌러주면 된다. 소충과 소택은 심경과 소자경의 경혈로 심장이나 비뇨 기관의 혈행을 원활하게 해주기 때문이다.

손 지압 경혈 위치

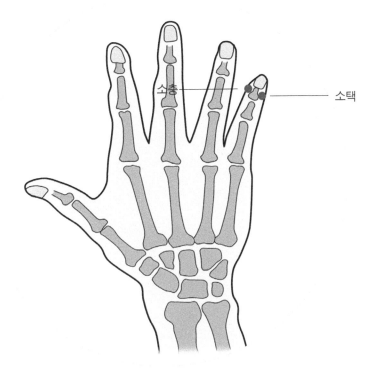

소충

소택

비뇨기계통의 기능이 약할때는 두 경혈을 지압하는 것이 좋다.

중지와 겁지사이의 피부가 굳으면 신경성 통증

▲ 원인과 증상

스트레스와 밀접하게 연관되어 있는 경락이 바로 심포경이다. 심포경이 굳어 있으면 두뇌가 둔화되면서 기억력 감퇴가 온다.

▲ 치료방법

이럴 경우 손바닥 중앙에 있는 심포구를 눌러서 주무르면 효과가 있다. 즉 양손바닥을 강하게 싹싹 비벼주는 것도 혈액순환에 좋다.

손 지압 경혈 위치

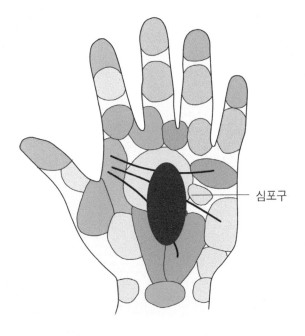

심포구

양손바닥을 서로비비며 자극하는 것이 좋다.

중지와 약지사이가 굳으면 간장 장해

▲ 원인과 증상

간장에 이상이 있으면 중지와 약지사이의 피부가 딱딱하게 굳어진다. 자각증상이 없어도 마찬가지인데 치료하지 않으면 간 경련까지 일으킬 가능성도 있다.

▲ 치료방법

이럴 경우 손바닥 밑에 있는 건리삼침구를 자극하면 된다. 건리삼침구는 간장 외에 심장, 위, 장 등의 질환에도 효과가 있다. 따라서 이곳을 주무르거나 솔로 문지르면 된다.

손 지압 경혈 위치

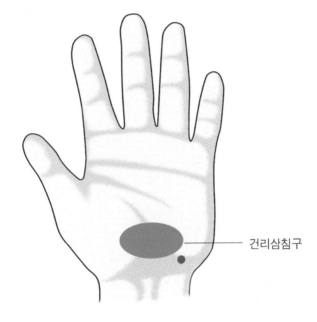

건리삼침구

건리삼침구는 간장 외에 심장, 위, 장 등의 질환에도 효과가 있다.

손톱자극으로 내장이상 확인

▲ 원인과 증상

다섯 손가락손톱을 차례로 눌렀을 때 붉은 기가 재빨리 되돌아오면 건강한 것이다. 그렇지 못하면 그 손가락과 관계가 있는 내장에 이상이 있는 것이다.

▲ 치료방법

이럴 경우 엄지의 경혈인 소상을 줄러주면 내장기능도 회복된다.

손 지압 경혈 위치

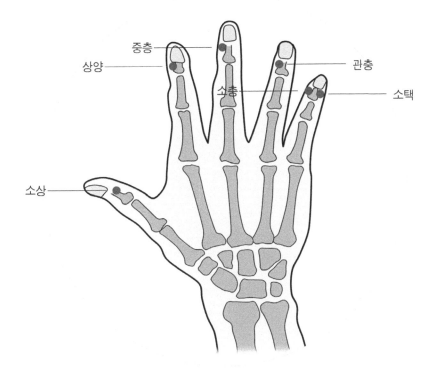

표시된 경혈들을 자주 눌러 건강을 체크하는 것이 좋다.

증상에 따라 누구나 쉽게 할 수 있는 간단한 신통한 손지압법

엄지손톱반달이 분홍색이면 췌장의 이상

▲ 원인과 증상

엄지손톱반달이 분홍색이면 췌장의 혈액순환이 나빠져 기능이 저하되어 있는 것이다. 그러면 쉽게 몸이 피로해지고 이것이 심해지면 당뇨병으로 발전된다.

▲ 치료방법

이럴 경우 엄지손톱뿌리 언저리에 있는 경혈인 소상을 자극하면 된다.

손 지압 경혈 위치

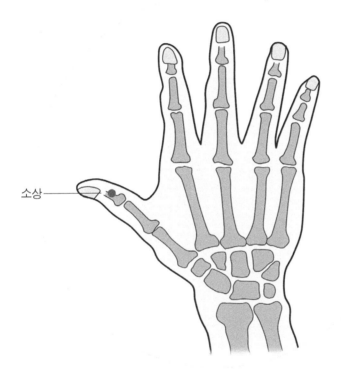

소상

소상을 누르면 혈행이 좋아진다.

済

검지손톱반달이 분홍색이면 위와
대장기능 저하

▲ 원인과 증상

검지는 위와 대장과 밀접한 관계가 있다. 즉 내장기능이
저하되면 검지손톱반달이 분홍색으로 변한다. 다시 말해
이곳에 혈액순환이 나빠져 식욕이 감퇴된다. 또한 감기에
걸려도 손톱반달이 분홍색으로 변한다.

▲ 치료방법

이럴 경우 검지손톱뿌리 언저리의 경혈인 상양에 이쑤시
개나 머리핀으로 누르면 해결된다. 상양은 대장경의 출발
지점이 되는 중요한 경혈이다.

손 지압 경혈 위치

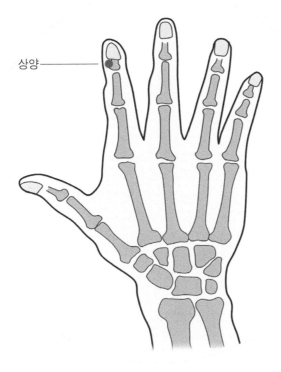

상양

볼펜이나 이쑤시개 등으로 강하게 자극하는 것이 좋다.

중지손톱 반달이 분홍색이면 스트레스성 내장기능 저하

▲ 원인과 증상

중지에는 스트레스와 관계가 있는 심포경이 지나가고 있다. 따라서 꿈을 많이 꾸거나 스트레스가 많이 쌓이면 중지손톱의 반달이 분홍색으로 변한다.

▲ 치료방법

이럴 경우 중지손톱 뿌리언저리에 있는 경혈인 중충을 누르고 제1절 전체를 주무르면 해결된다. 즉 반대쪽의 손가락으로 손가락 끝을 끼워 양편에서 부드럽게 누르면 된다.

손 지압 경혈 위치

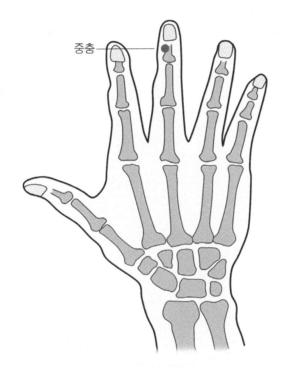

중충

스트레스를 푸는데는 중충이 최고다.
스트레스를 받을 때 자주 자극하는 것이 좋다.

약지손톱의 반달이 분홍색이면 생리기능 저하

▲ 원인과 증상

약지손톱의 반달이 분홍색이면 삼초경에 이상이 있다. 삼초경은 생리기능 전반을 관장하고 있다. 즉 에너지 균형이 틀어지고 더위와 추위의 영향으로 혈액순환이 원활하지 못해 건강이 나빠진다. 특히 생리기능이 저하 된다.

▲ 치료방법

이럴 경우 약지손톱뿌리 언저리에 있는 경혈인 관충을 자극하고 제1절을 잘 주무르면 해결된다. 관충은 삼초경의 정혈이기 때문에 효과가 좋다.

손 지압 경혈 위치

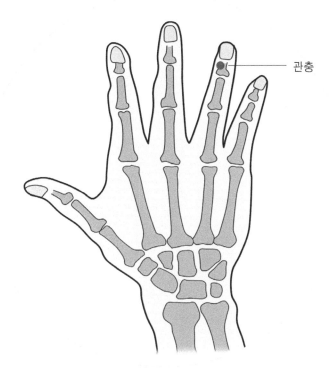

관충

생리불순에는 관충을 지압하는 것이 좋다.

새끼손가락손톱의 반달이 분홍색이면 심장의 이상

▲ 원인과 증상

내장기관에 이상이 생기면 자각증상이 함께 나타나지만 심장은 그렇지 않다. 새끼손가락은 심장과 밀접한 관계가 있는 심경의 통로이기 때문에 이상이 생기면 가장 먼저 이곳에 변화가 나타난다. 즉 반달이 흰색에서 분홍색으로 변화하면 심경의 흐름이 나쁘다.

▲ 치료방법

이럴 경우 소충과 소택을 잘 눌러주면 되는데, 이곳을 자극해 주면 심장의 혈행이 좋아진다.

손 지압 경혈 위치

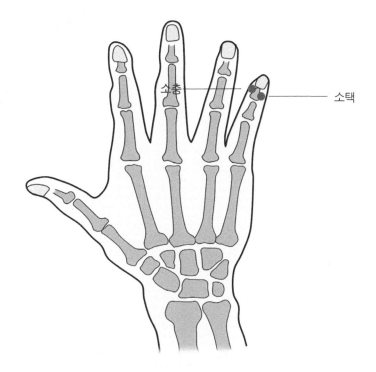

심장이 약할때 소충과 소택을 자극 지압하는 것이 좋다.

손톱뿌리 언저리가 살에 묻혀 있으면 간장기능 저하

▲ 원인과 증상

동물성식품을 과다하게 섭취하면 간장기능이 저하되어 손톱뿌리 언저리가 살에 묻힌다.

▲ 치료방법

이럴 경우 약지 제2관절바로 위에 있는 경혈인 간혈을 눌러서 주물러주면 된다.

손 지압 경혈 위치

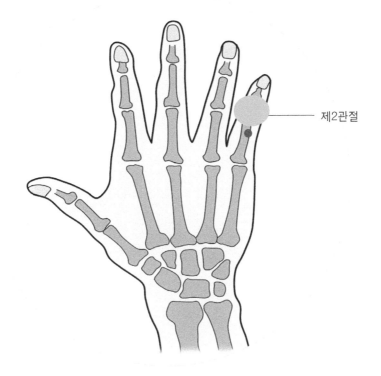

제2관절

간장이 나쁘다면 매일 지압 자극하는 것이 좋다.

손톱에 가로주름이 생기면 위장이상

▲ 원인과 증상

궤양 같은 질환이 있으면 그 때부터 손톱에 가로주름이 생긴다. 예를 들면 손톱중앙에 가로주름이 있다면 3개월 전에 위나 장을 앓았다는 증거다.

▲ 치료방법

이럴 경우 가로주름이 나타난 손톱의 정혈을 자극하면 된다. 즉 엄지에 가로주름이 나타나면 경혈인 소상을 누르면 된다.

손 지압 경혈 위치

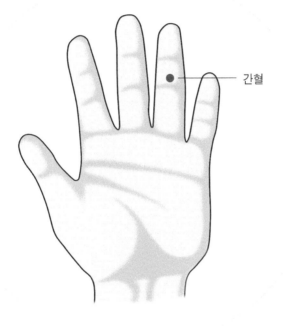

간혈

간장기능을 좋아지게 하려면 자주 자극하는 것이 좋다.

손톱 밑에 세로주름이 생기면 신진대사 이상

▲ 원인과 증상

세로로 홈통이 생기면 간장이나 신장 기능 저하를 말한다. 즉 간장이나 신장이 활발하지 않으면 체내 불요물질이 배출되지 못한다. 즉 신진대사가 잘 되지 않는다. 그러면 신체가 매우 피로해진다.

▲ 치료방법

이럴 경우 중지의 정혈인 중충을 누르면 해결된다.

손 지압 경혈 위치

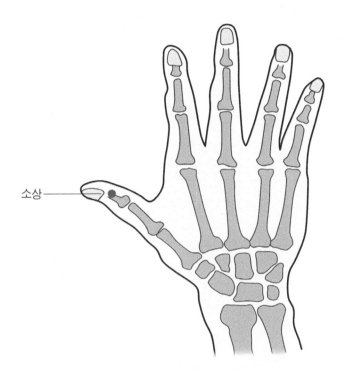

소상 ──

소화기능이 좋아지려면 소상을 자주 지압하는 것이 좋따.

손톱 속에 적과 흑의 반점이 생기면
뇌 혈행장해

▲ 원인과 증상

손톱에 적색이나 흑반점이 생기면 뇌가 혈행장해를 일으키는 징후다.

▲ 치료방법

이럴 경우 경혈인 상양을 자극하면 좋아진다.

손 지압 경혈 위치

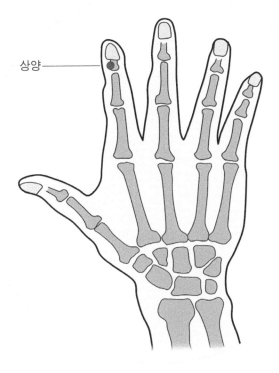

상양

뇌의 혈액순환이 좋아진다.

모지구가 보라색이면 감기초기

▲ 원인과 증상

감기에 걸리기 쉬운 허약체질은 모지구가 여위어져 있거나 보라색으로 변해져 있다. 즉 상위는 모지구 부분이 엄지로부터 손목에 걸쳐서 지나고 있는 폐경의 경락상의 중요한 요점과 겹쳐서 있기 때문에 생긴다. 이곳은 호흡기기능과 밀접하다.

▲ 치료방법

이럴 경우 좌우 모지구를 자극해주면 효과적이다. 또한 손목에 있는 폐경 위의 경혈인 태연(太淵)을 함께 자극하면 효과가 높다. 태연의 경혈자극은 재채기, 기침, 콧물 등에 효력이 있다.

손 지압 경혈 위치

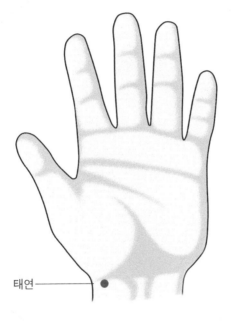

태연

감기에 효과적인 경혈은 태연이다.

유아의 검지안쪽이 보라색이면 감기초기

▲ 원인과 증상

유아감기의 초기증상점검은 검지에 있다. 검지는 본절을 풍관, 제2절을 기관, 제1절을 명관이라 부른다. 증상은 먼저 본절과 제2절의 사이 엄지 쪽의 측면에 지아노제가 나타난다. 또한 증상이 짙어지면 풍관, 기관, 명관의 순으로 지아노제의 나타난다.

▲ 치료방법

이럴 경운 유아의 검지손톱뿌리 언저리에 있는 상양을 눌러주면 된다. 이때 나타나는 지아노제는 남아는 왼손, 여아는 오른손에 나타난다.

손 지압 경혈 위치

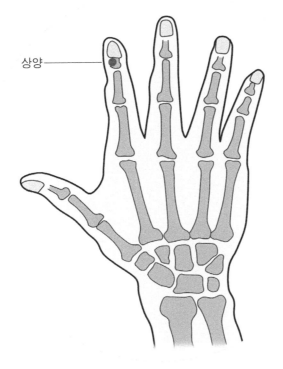

상양

감기 예방에는 상양을 지압하는 것이 좋다.

손가락을 폈을 때 검지뿌리가 당겨지면 변비

▲ 원인과 증상

변비의 징후는 손가락을 활짝 폈을 때 벌려짐이 둔하거나 검지뿌리가 당겨진다. 이곳은 제2이간이라는 경혈이 있는데 변비의 징후와 변통을 좋게 하는 특효경혈이다. 제2이간을 눌러 왼쪽 손이 아프면 고기나 어류 등 동물성식품을 과식한 것이다.

▲ 치료방법

제2이간을 주무르면 변비가 해결된다.

손 지압 경혈 위치

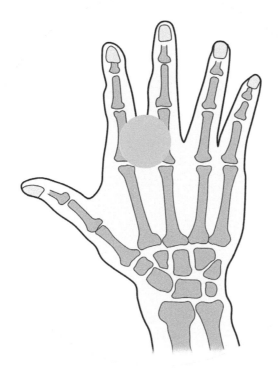

검지와 중지의 뿌리가 당겨지면 변비의 신호이다.

179

초기 맹장염은 검지 자극만으로 치료

▲ 원인과 증상

맹장염은 수술방법밖에 없다. 하지만 극히 초기단계에서 발견하면 치료가 가능하다. 즉 검지와 중지사이가 굳어지거나 움직임이 부자연스러우면 충수염(蟲垂炎)이다.

▲ 치료방법

이럴 경우 검지전체를 주무르고 검지의 정혈인 상양을 눌러주면 된다. 또한 심한 통증을 완화하는 구급조치도 좋다.

손 지압 경혈 위치

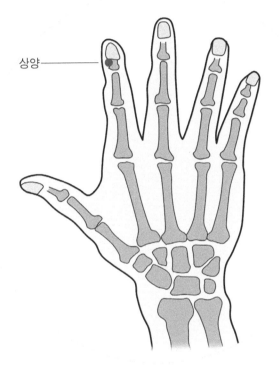

상양

검지 손가락 전체를 잘 주무르면 맹장염을 예방할 수가 있다.

신통神通한 손지압

증상에 따라 누구나 쉽게 할 수 있는 간단한 신통한 손지압법

생명선의 혈색이 나쁘고 갈라지면 호흡기 장해

▲ 원인과 증상

생명선은 엄지와 검지사이에서 손바닥을 종단하고 있는 주름인데 이것은 폐경과 겹쳐있는 부분이 많다. 따라서 폐나 가슴 등 호흡기와 밀접한 관계가 있다. 이것이 갈라져 있거나 혈색이 나쁘면 호흡기에 장애가 높다.

▲ 치료방법

이럴 경우 엄지손톱뿌리 언저리에 있는 경혈인 소상을 눌러주고 제1절을 주무르는 것이 효과적이다. 소상은 폐경의 정혈이기 때문에 에너지순환이 좋아지고 호흡기기능도 활발해 진다.

증상에 따라 누구나 쉽게 할 수 있는 간단한 신통한 손지압법

손 지압 경혈 위치

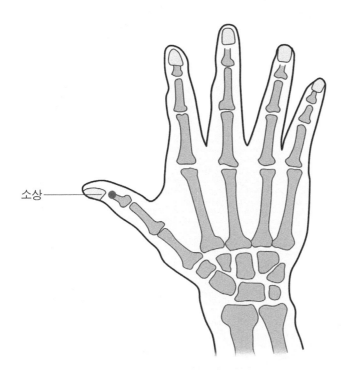

소상 ——

폐경의 혈액순환이 좋아진다.

두뇌선이 뚜렷하지 못하고 혈색이 나쁘면 위장이상

▲ 원인과 증상

두뇌선이 갈라지거나 혈색이 좋지 못하면 위나 장 등 소화기에 이상이 있다. 두뇌선은 대장경이 관계하는 위나 장 등의 소화기관과 관계가 있다.

▲ 치료방법

이럴 경우 검지손톱뿌리 언저리에 있는 경혈 상양을 양쪽에서 끼우듯이 누르고 검지의 제1절 전체를 주물러서 풀면 된다.

손 지압 경혈 위치

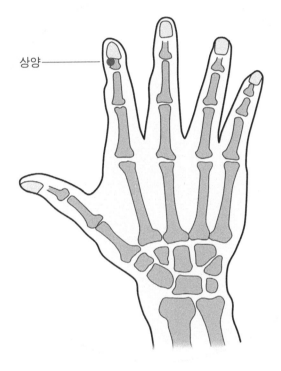

상양

상양을 자주 자극하면 기억력이 좋아진다.

감정선 혈색이 나쁘고 갈라져 있으면 내장이상

▲ 원인과 증상

감정선은 새끼손가락을 지나는 다른 경락과 연결되어 있어 소장, 신장, 방광 등의 혈행장해 징후를 나타낸다.

▲ 치료방법

이럴 경우 새끼손가락의 경락의 시발점인 손톱뿌리 언저리에 있는 경혈인 소충, 소택을 잘 눌러주면 된다.

손 지압 경혈 위치

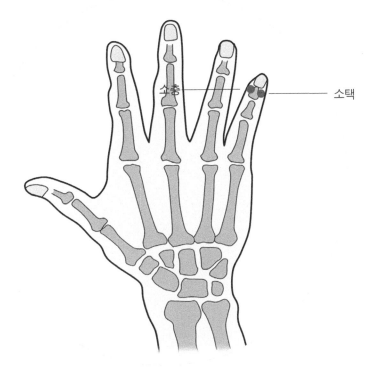

소충

소택

새끼 손가락 전체를 지압하는 것이 중요하다.

흉복구를 눌러 통증이 있으면 위궤양

▲ 원인과 증상

흉복구에 지아노제가 나타나거나 피부가 굳어지면 위궤
양이다. 더구나 통증이 심하다.

▲ 치료방법

이럴 경우 흉복구와 연관되는 지역을 주무르면 해결된
다.

손 지압 경혈 위치

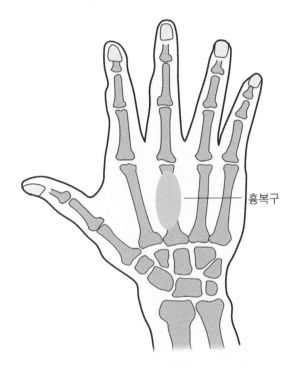

흉복구

매일 자주 흉복구를 지압하면 위궤양을 예방할 수가 있다.

심장의 이상은 심포구와 정심구에 이상 징후

▲ 원인과 증상

손바닥 중심을 수심이라고 하는데 그것과 겹쳐서 심포구라는 구역이 있다. 이곳은 중지를 기점으로 하는 경락 심포경과 직결되어 있다. 심포구를 눌렀을 때 통증이 있거나 피부가 굳어있거나 물렁하거나 뜨겁거나 차갑거나 하면 심장에 이상이 있는 것이다.

▲ 치료방법

이럴 경우 심포구를 눌러서 주무르거나 양쪽 손바닥으로 문지르면 해결된다. 이밖에 약지와 새끼손가락뿌리 부근에 정심구가 있는데 이것도 효과가 있다. 정심구는 새끼손가락을 지나는 심경과 연결되어 심장을 컨트롤한다.

손 지압 경혈 위치

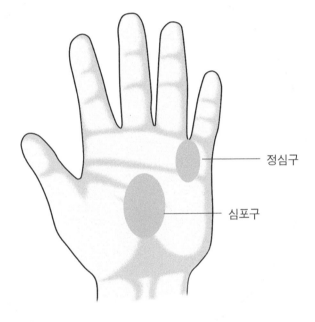

정심구

심포구

흥분을 가라앉혀주는 경혈이 심포구이다.

척, 요, 퇴구를 눌러서 통증이 있으면 발과 허리 신경통

▲ 원인과 증상

신경통은 척추의 노화에 따른 질병이지만 요즘엔 젊은 사람들에게도 일시적인 피로, 한기, 습기 등의 영향으로 발생하고 있다. 지아노제가 나타나거나 눌러서 통증을 느끼면 신경통인 것이다.

▲ 치료방법

이럴 경우 척, 요, 퇴구를 자극하면 해결된다. 자극의 방법은 다발로 만든 이쑤시개로 찌르거나 담배뜸질을 하면 된다.

손 지압 경혈 위치

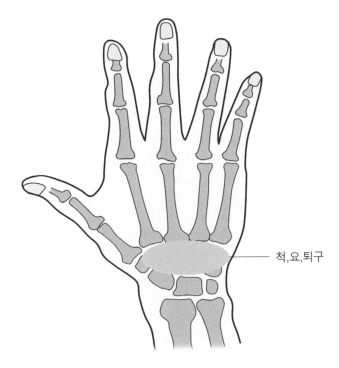

척,요,퇴구

볼펜이나 이쑤시개로 강한 지압이 포인트이다.

목구멍 염증은 경, 인구 징후로 판단

▲ 원인과 증상

목구멍 염증은 손등 중지의 뿌리일대의 경, 인구를 잘 관찰하면 된다. 이곳에 지아노제가 나타나거나 눌리면 통증이 온다.

▲ 치료방법

이럴 경우 경, 인구를 눌러 통증이 사라질 때까지 주물러 주면 해결된다. 또한 목이나 어깨의 뻐근함이나 결림에도 좋다. 이때는 쌀알 등으로 이곳을 자극하여 주면 된다.

손 지압 경혈 위치

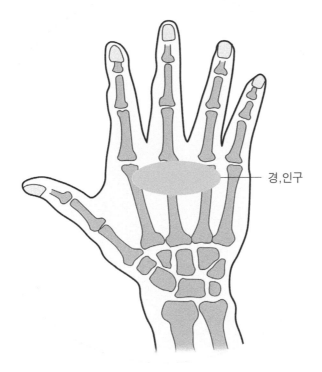

경,인구

중이염에는 이인구를 지압하는 것이 포인트이다.

이인구에 주의하면 중이염 예방

▲ 원인과 증상

중지뿌리 부근에 퍼진 보라색의 지아노제가 나타나는데, 이곳이 이인구다.

▲ 치료방법

이인구를 눌러 주무름과 동시에 담배뜸질을 7~8회 정도 한다. 그리고 중지의 정혈인 중충을 누르면 된다. 이것을 2,3일 되풀이하면 해결된다.

손 지압 경혈 위치

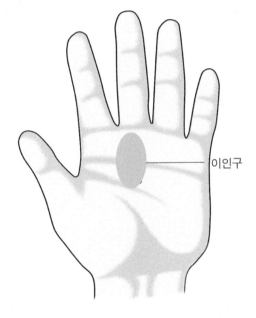

이인구

고혈압에 좋은 경혈은 양계이다. 강하게 자극하는 것이 좋다.

양계의 맥으로 고혈압의 초기증상 진단

▲ 원인과 증상

양계는 손등의 혈압반응구 구역에 있고 고혈압의 초기증상을 알 수 있는 경혈이다. 양계의 맥이 맹렬하면 최고혈압이 160~180으로 상승하고 있는 것이다.

▲ 치료방법

이럴 경우 양계를 자극하면 된다. 이때 주의해야 하는 것은 자극의 강도다. 즉 이쑤시개를 열 개쯤 다발로 묶어 찌르는 정도가 좋다. 또한 혈압반응구에는 180~200까지 오른 혈압을 내리는 합곡(合谷), 200을 넘은 혈압을 내리는 낙영오(落零五)라는 두 개의 경혈이 차례로 있다.

손 지압 경혈 위치

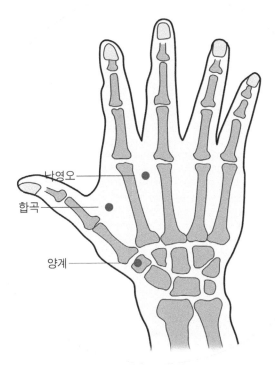

나영오

합곡

양계

검지 제2관절 손등 쪽을 눌러 통증이 있으면 위염

▲ 원인과 증상

검지 손등 쪽 제2관절 위에는 경혈인 전두점이 있다. 이 곳을 눌러서 아픔을 느끼면 위염이다. 위염은 원인은 여러 가지가 있지만 대부분이 만성으로 식생활의 부절제에서 발생하고 있다.

▲ 치료방법

전두점에 이쑤시개로 찌르거나 담배뜸질을 하면 효과적 이다. 또한 이곳은 염좌나 류머티즘에도 좋은 경혈이다.

손 지압 경혈 위치

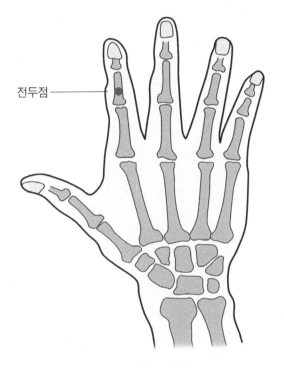

전두점

강하게 자극 지압하는 것이 좋다.

약지 제2관절의 손등 쪽을 눌러 통증이 있으면 간장, 담석

▲ 원인과 증상

편두통이나 가슴앓이는 삼초경의 균형이 무너졌기 때문이다. 삼초경은 약지손 끝에서 시작하고 있는 경락인데 생리기능과 밀접하다. 이런 증상을 예지하는 곳이 바로 경락 편두점이다. 편두점은 약지손가락의 손등 쪽 제2관절 위에 있어 삼초경에 이상이 있으면 주변피부가 굳어지거나 지아노제가 나타나고 통증이 수반된다.

▲ 치료방법

편두통이나 가슴앓이에는 편두점을 자극한다.

이럴 경우 편두점을 주물러서 생명에너지의 흐름을 원활하게 해주면 된다.

손 지압 경혈 위치

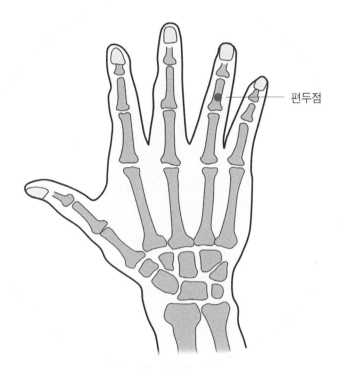

편두점

편두통이나 가슴앓이에는 편두점을 자극한다.

약지 제2관절 손바닥 쪽을 눌러 통증이 있으면 담낭질환

▲ 원인과 증상

담경은 담낭 체측부 어깨, 측두 등에 작용하는 경락이다. 담은 체내에서 해독작용을 관리하는 간장기능을 보조하는 기관이다. 이곳에 이상이 생기면 얼굴피부가 더러워진 느낌이고 항상 기운이 없다. 즉 약지 손바닥 쪽의 제2관절 위에 경락 간혈이 있다. 이곳에 지아노제가 나타나거나 눌러 통증이 있으면 담낭질환일 가능성이 많다.

▲ 치료방법

이럴 경우 간혈을 손가락으로 눌러서 주물러주던가 담배 뜸질을 하면 질환이 치료된다. 또한 간혈은 담낭질환뿐 아니라 흉통이나 두통 특히 측두부에서 목이 붙은 부분에 걸친 통증에도 좋다.

손 지압 경혈 위치

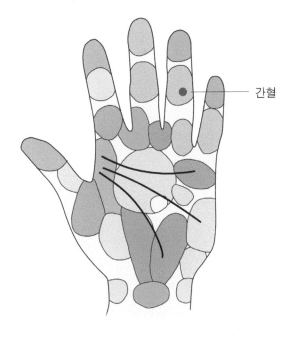

간혈

간혈을 손가락으로 눌러서 주물러주던가 담배뜸질을 하면 질환이 치료된다.

새끼손가락 제2관절 손바닥 쪽을 눌러 통증이 있으면 생식기 질환

▲ 원인과 증상

새끼손가락 손바닥 쪽 제2관절을 눌러 통증이 나타나면 생식기에 이상이 있다. 이곳 위에는 경혈인 명문이 있는데 이곳은 방광, 고환, 자궁 등의 반응점이다.

▲ 치료방법

이럴 경우 매일 명문과 새끼손가락 전체를 주물러 풀어 주면 해결된다. 자극방법은 머리핀이나 담배뜸질이 좋다. 특히 이 명문은 해산을 편하게 해주고 어린이의 야뇨증을 치료해주는 곳이다.

손 지압 경혈 위치

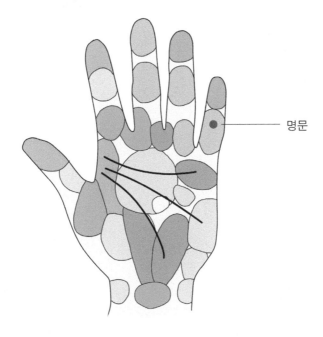

명문

매일 명문과 새끼손가락 전체를 주물러 풀어주면 해결된다.

■ 편 저 대한건강증진치료연구회

┃ 나홀로 중풍 예방과 치료 길라잡이
┃ 질병을 치료하는 자연식요법 길라잡이
┃ 질병을 치료하는 식이요법 길라잡이

손지압으로 치료할 수 있는
질병과 건강비법

2022년 01월 5일 2쇄 인쇄
2022년 01월 10일 2쇄 발행

편 저 대한건강증진치료연구회
발행인 김현호
발행처 법문북스(일문판)
공급처 법률미디어

주소 서울 구로구 경인로 54길4(구로동 636-62)
전화 02)2636-2911~2, 팩스 02)2636-3012
홈페이지 www.lawb.co.kr

등록일자 1979년 8월 27일
등록번호 제5-22호

ISBN 978-89 - 7535-925-5

정가 18,000원

이 도서의 국립중앙도서관 출판예정도서목록(CIP)은 서지정보유통지원시스템 홈페이지(http://seoji.nl.go.kr)와 국가
자료종합목록 구축시스템(http://kolis-net.nl.go.kr)에서 이용하실 수 있습니다. (CIP제어번호 : CIP2020026438)